揉耳養生治病

平時養生還可解決

眼病、肥胖、失眠、痛經、坐骨神經痛，

世界衛生組織標準穴位治療

30分鐘就學會

多位百歲人瑞與中醫的養生法

養生教授 吳宏乾 著

作者序

在西元二〇〇〇年時，筆者當時在台中中國醫藥大學擔任講師並在附設醫院看診，在修習醫學博士期間因緣際會到董事長陳立夫先生家拜訪，並專程請教養生方法。當時一百歲的陳立夫先生仍耳聰目明，毫不吝嗇的指導筆者，其中有一項就是他每天必做全身按摩，在臉部，按摩耳朵是特別重要的環節，筆者除了感恩之外也深深的印記在腦海。

世界衛生組織（WHO）從一九八二年開始致力於針灸在國際之間的共識，包括穴道的命名標準化以及耳朵的十個分區，直到一九九一年在日內瓦的會議上總共制訂了七十九個標準明顯療效的耳穴。

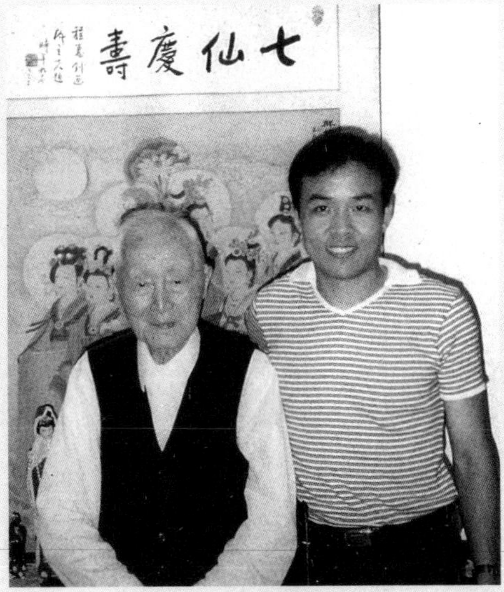

作者於二〇〇〇年與一百歲的陳立夫先生合照

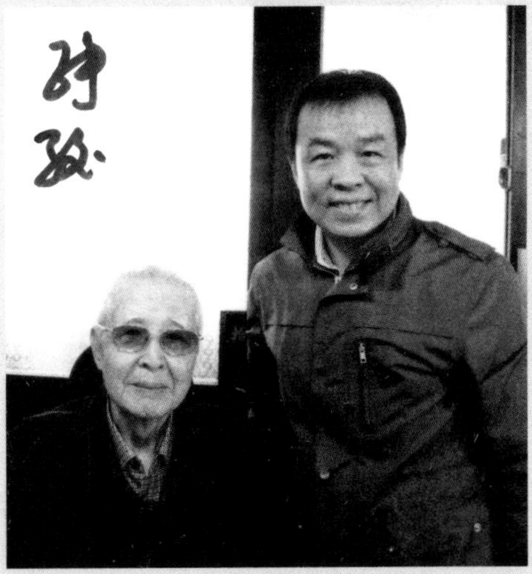

作者於二〇一五年與一〇四歲國醫張駿醫師合照，並於二〇一七年一〇六歲時獲其親自簽名留念。

近年來也陸續請教很多百歲長者，收集並推廣養生方法，特別是在西元二〇一五年聖誕節前夕，拜訪當時一百零四歲的張駿醫師，贈送筆者所寫的《養生十六宜》一書外，並請教養生方法。當時張駿醫師剛好看完門診，精神奕奕，完全沒有老態，相談甚歡，其中也特別交代每天必定梳髮揉耳養生，更是在筆者心中深深烙印。筆者近年來陸續整理和修正，迫不及待要將這些養生的方法告訴所有人，希望所有讀者盡快能得到正確而速效的養生防病知識。故整理此書，希望所有讀者都可以簡單地在任何時候，養生、防病、治病，健康久久。

宜陞中醫診所院長
吳宏乾 博士

目錄

前言

唐朝藥王孫思邈是養生專家，在當時醫療衛生不佳的環境下，能活到五十歲算是長壽。歷史記載孫思邈活到一百零二歲，或另一說活到一百四十一歲，當時在他的養生法中就特別強調按摩耳朵，可達強身健體的功效。已故前中國醫藥大學董事長陳立夫先生一百零一歲辭世，在過世前仍耳聰目明，神采飛揚，童顏鶴髮，精神愉快，這也是他給人最深、最動人的印象，同時他更鼓勵國人以穴位按摩法健身。散步、自我按摩、洗澡，都能促進新陳代謝、血液流暢、關節靈活，按摩耳朵更是重要的環節。台灣知名的長壽老人崔介忱先生推廣的床上保健功二十招，其中提到每天按摩耳根與耳朵，他認為耳朵是身體十二經脈匯聚之處，讓耳朵氣血流暢，不僅可以避免聽力衰退，也是百歲人瑞的養生妙招。

有些人可能會很疑惑，按摩耳朵真的可以改善身體的病症嗎？在中醫的理論中，耳朵有很多條經絡經過，連結於五臟六腑，不只如此，耳穴的療效也被世界衛生組織（WHO）所認可，而且列為標準有效治療。世界衛生組織（WHO）從一九八二年開始致力於針灸在國際之間的推廣，包括穴道的命名標準化以及耳朵的十個分區，直到一九九一年在日內瓦會議中提及的七十九個耳穴，是目前認為具有治療效果的耳朵穴位。

另外，按摩耳朵其實很簡單，無論是老人、小孩看了本書的介紹，三十分鐘就會輕易學起來，只要學會了，一輩子都不會忘記。天天按摩耳朵不需要花很多的時間，在看電視或工作空檔時都可以做，很適合忙碌的現代人用來保健，最重要的是按摩耳朵不需要額外的工具，只需要用雙手便能完成，如此經濟實惠的方法，當然要推廣給大眾，讓大家知道養生也可以很簡單。

第一章

最簡易一招按摩法

這一招耳朵按摩法適合全人類，從一歲到兩百歲皆可。每天只要按摩兩次，午睡前和晚上睡覺前各按摩三至五分鐘即可。若有閒暇時間，無論在公車上、捷運上都可隨時加強按摩，有益無害。沒有多餘時間的人，只要用這一招就有養生防病的療效，若時間充足則可加強使用後面一章的〈按摩耳朵八法〉。

要用愛心，就像照顧重要的寶貝一樣輕揉按摩，注入更多的正向能量，不可過度用力和過度急躁，按摩到耳朵微微發熱泛紅即可。

按摩時以順手為原則，按摩順序大多由上到下。對全耳穴位按摩，主要可鎮靜安神、紓壓安眠、瘦身、止痛、防病養生。

按摩手勢

以拇指、食指或合併中指做全耳朵按摩，由上到下輪流全區揉按（以順手為原則）。

手法

一．耳朵上半部

以拇指指腹在耳內側，食指中指指腹在耳背，前後揉按。

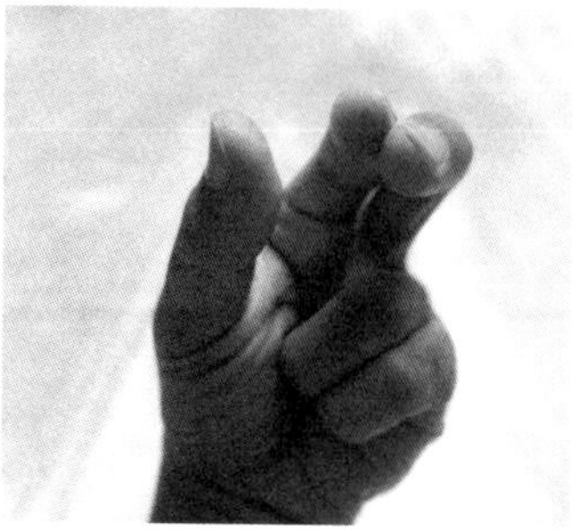

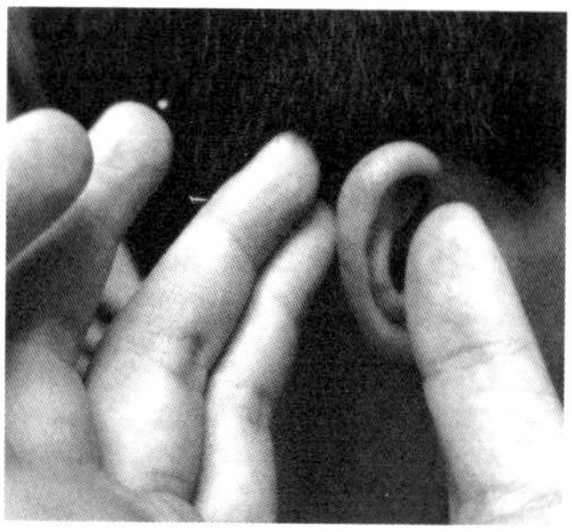

二・耳朵下半部

・方法一——以食指指腹在耳內側，拇指指腹在耳背，前後揉按。

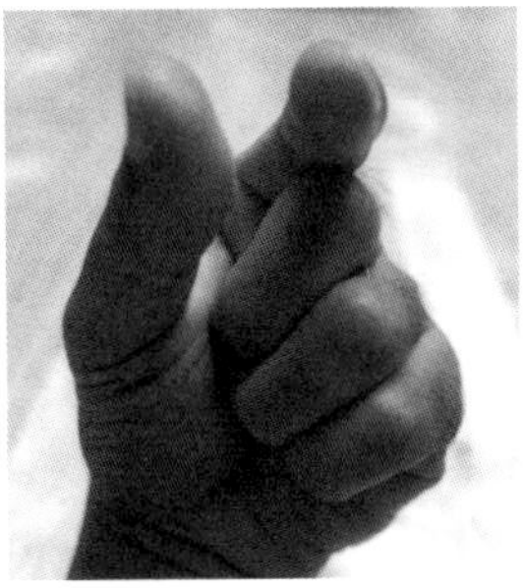

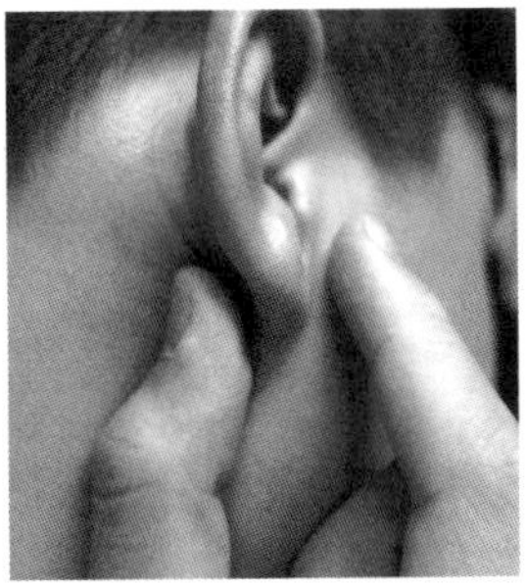

・方法二——以拇指到魚際與食指側邊一起夾住耳朵，前後揉按。

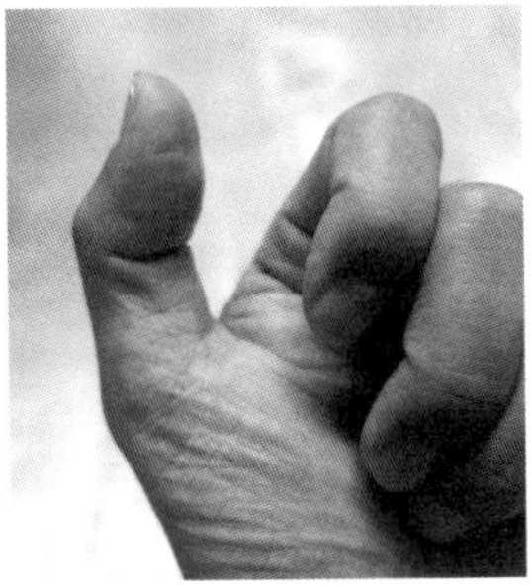

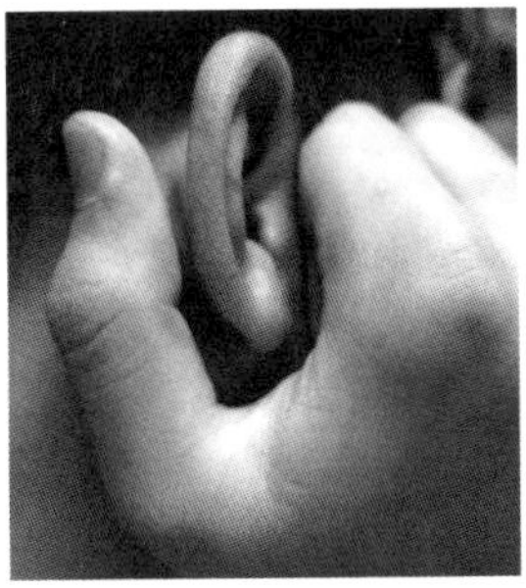

■注意事項——

一．指甲須修剪乾淨且平滑，以免刮傷耳朵。

二．揉按時勿過度用力，以舒適輕柔為原則，各指腹以前後各約五十至一百克力道揉按。（可以在實體磅秤上試按力道，或手機下載磅秤試按力道。**不可以用搓的，以免破皮。**）

三．閒暇時可以用這招來按摩，可以一次涵蓋多個穴位，快速增強血液循環，達到預防和治療多種疾病的效果。

四．若遇耳朵破皮、潰瘍或感染時，則不可按摩，需就醫或等待沒有傷口和感染後再行按摩。

五．按摩耳朵時，若無傷口、破皮或感染，但卻有特定穴區感覺疼痛，表示穴區相對應身體部位失調或生病。無需緊張，只要每天持續輕按摩該穴區到不痛時，就達治療效果。若一星期仍無改善，則須就醫治療。

第二章

按摩耳朵八法

想要更全面的按摩耳朵，可以依照下面這八個步驟，按摩耳朵，必要時可以搭配薄荷油來按摩，時間不足做一個循環約三至五分鐘，有時間可以做三個循環。

記憶口訣

前・後・滑・揉・拉・凹・凸・背

前——溫暖耳朵前面

手法

一・雙手搓熱十秒、正面蓋耳十秒。

二・雙手搓熱，以手掌蓋住耳朵的正面。

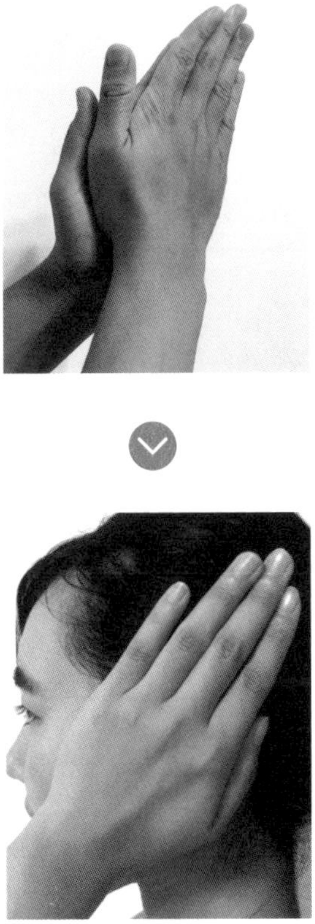

■注意事項：

為什麼要以雙手搓熱蓋耳？溫度提高可以使血液循環加快，有助於末梢循環、代謝快，也可以對耳朵的眾多穴位有刺激效果。

後——溫暖耳朵後面

手法

一．雙手搓熱十秒、蓋住耳背十秒。

二．雙手搓熱，從後腦往前蓋住耳背，並由後往前將耳朵對折。

■ **注意事項：**

應是要整個手蓋住耳背，但要注意「將耳朵對折」。

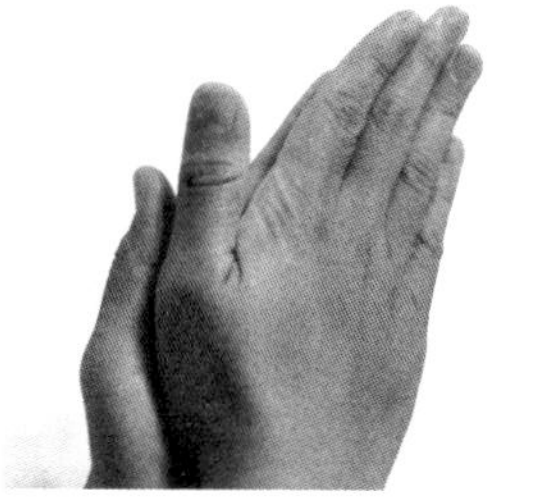

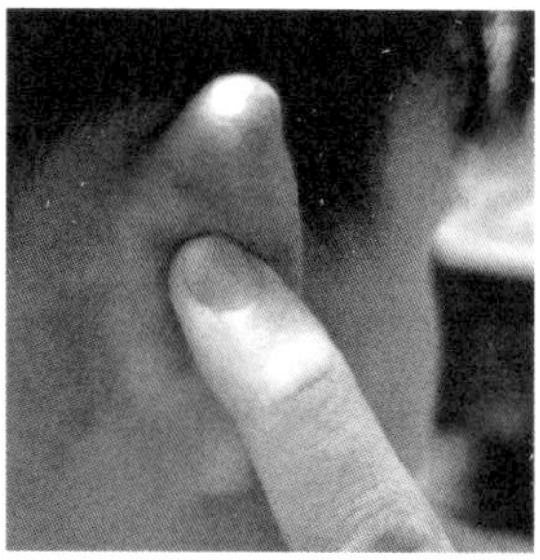

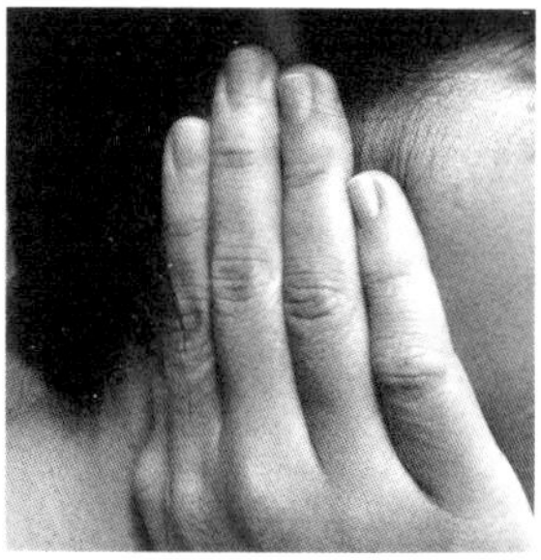

滑——輕滑耳朵前後

手法

一．以食指和中指在耳朵前後微加力道按壓，來回慢慢滑動。

二．中指和食指指腹放在耳尖上，稍用力約三百至四百克力道，由上到下畫弧線，到耳中類似比出Ｙ的姿勢，中指和食指指腹分別按住耳朵的前後，稍微施力由上往下慢慢滑動到耳垂下，速度放慢，由上到下約十二至十五秒，由下到上約十二至十五秒。

．**注意事項：**

由於耳朵前後有許多穴道，在滑動的時候自然會有痠脹感，因為施力壓住血管，產生阻力使血流暫時不通過，等待手指滑過後，血流重新通過血管，蓄積更多的血量一次通過，會產生小衝擊力道，能幫助耳部的血液循環。

・主要功效：

聽力障礙、耳鳴、耳悶、重聽，預防耳朵退化、眩暈、梅尼爾氏症。

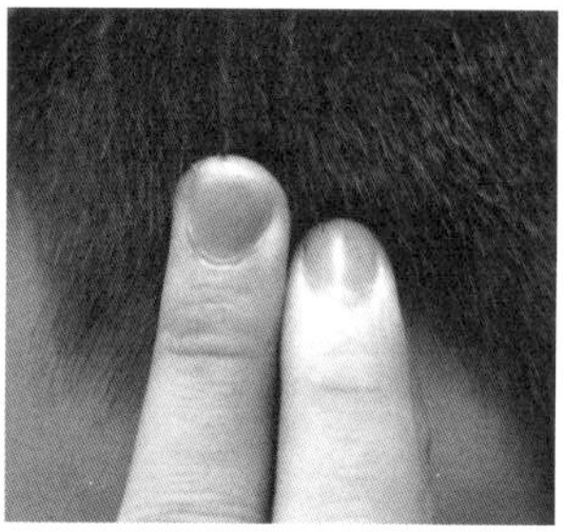

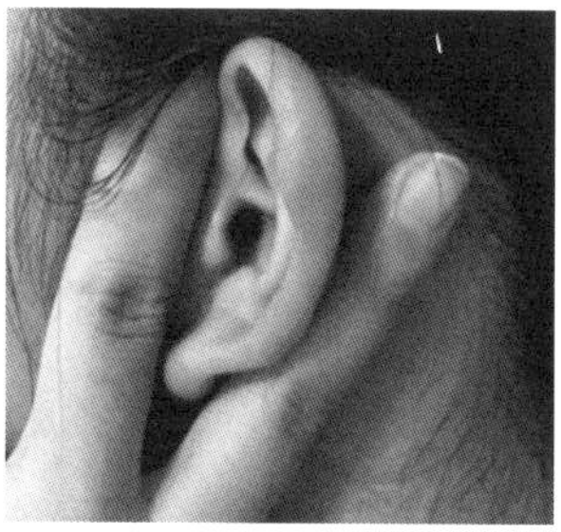

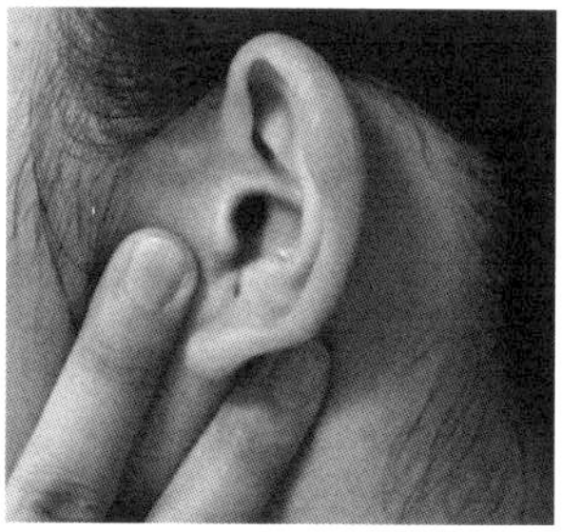

揉——揉按全耳朵

手法

以拇指、食指或合併中指做全耳朵按摩，由上到下輪流全區揉按（以順手為原則）約三十至四十秒。

一．耳朵上半部

以拇指指腹在耳內側，食指中指指腹在耳背，前後揉按。

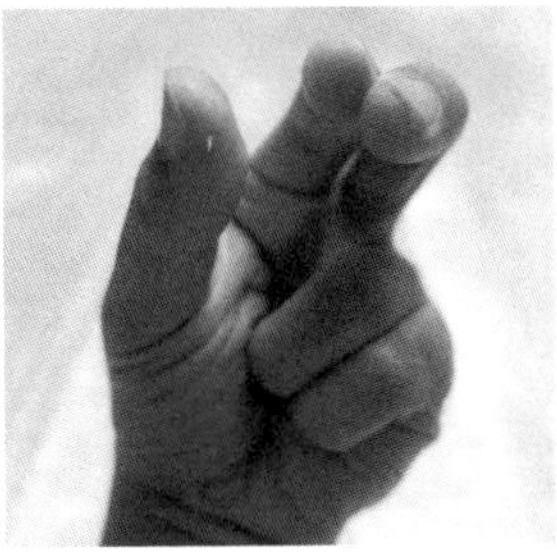

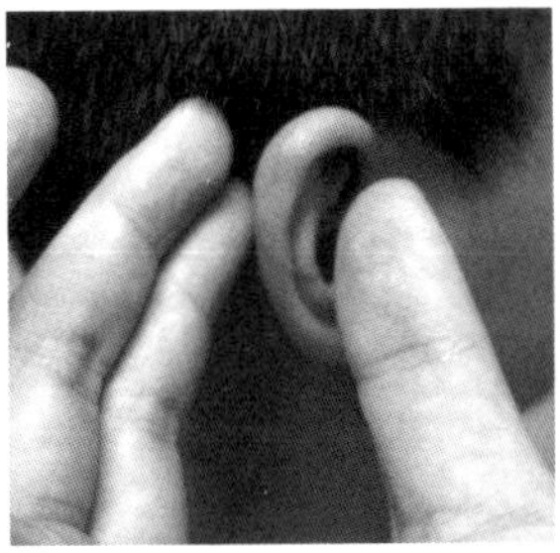

二．耳朵下半部

■**方法一**：以食指指腹在耳內側，拇指指腹在耳背，前後揉按。

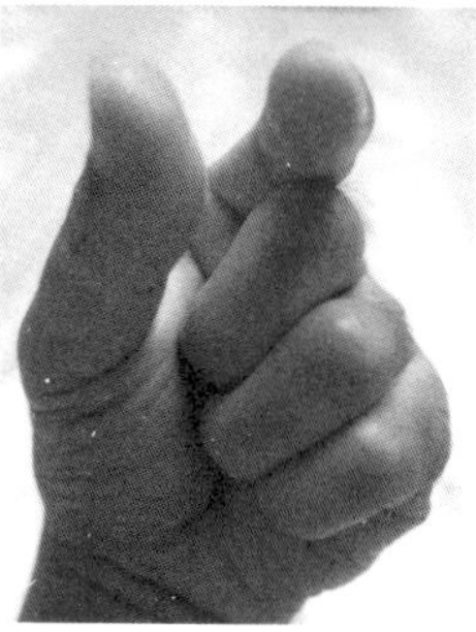

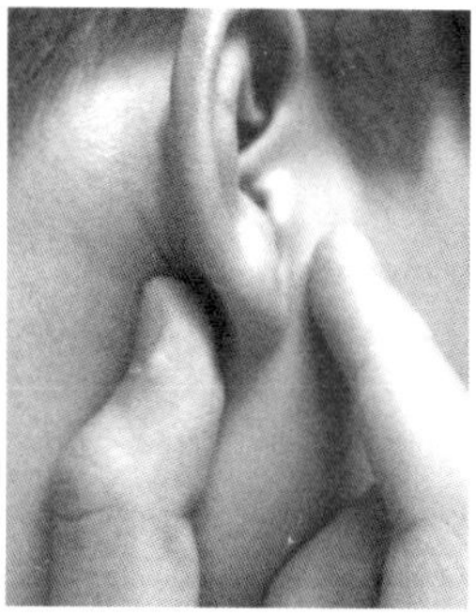

■**方法二**：以拇指到魚際與食指側邊一起夾住耳朵，前後揉按。

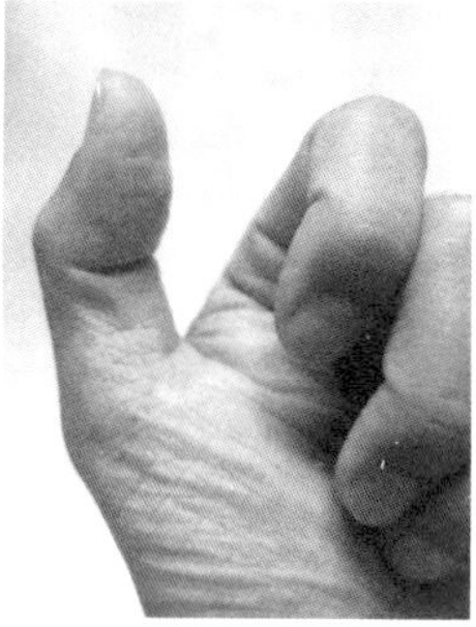

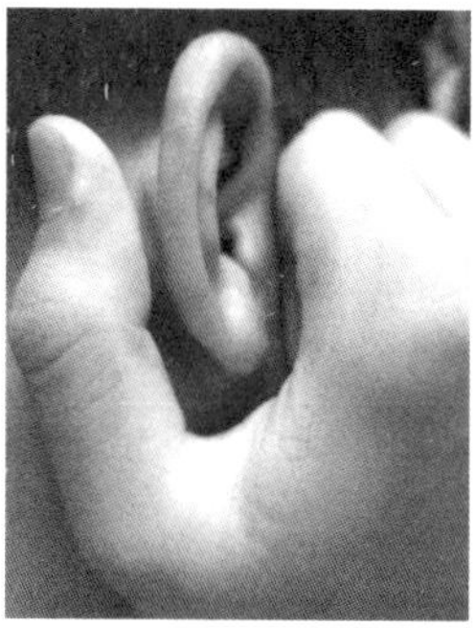

■主要功效：

對全耳穴位按摩，主要可鎮靜安神、紓壓安眠、瘦身、止痛、防病養生。

拉——輕拉滑動全耳朵

手法

以拇指、食指指腹對耳朵做全區，由內而外、由上到下放射狀拉滑約三十至四十秒。

一．耳朵上半部，以拇指指腹在耳內側，食指中指指腹在耳背，一起夾住耳朵，改成輕拉滑動的方式，放射狀由內到外、由上到下。

二．耳朵下半部，以食指指腹在耳內側，拇指指腹在耳背，一起夾住耳朵，改成輕拉滑動的方式，放射狀由內到外、由上到下。

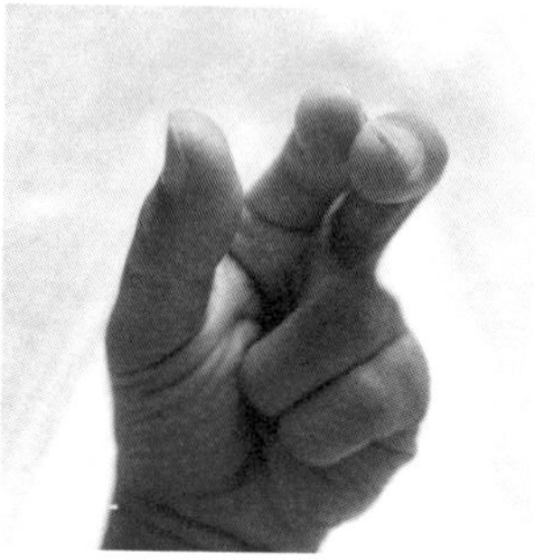

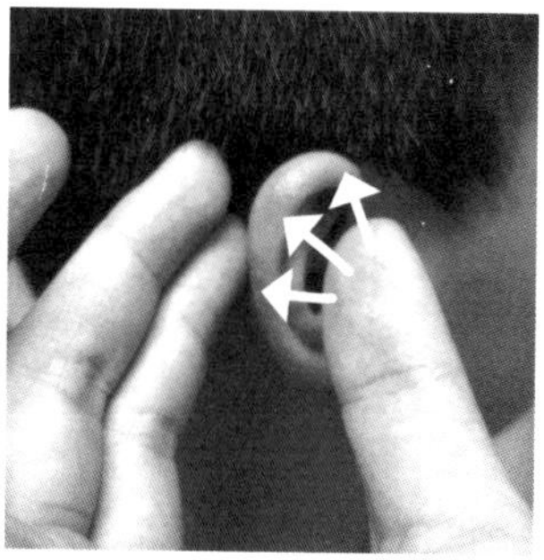

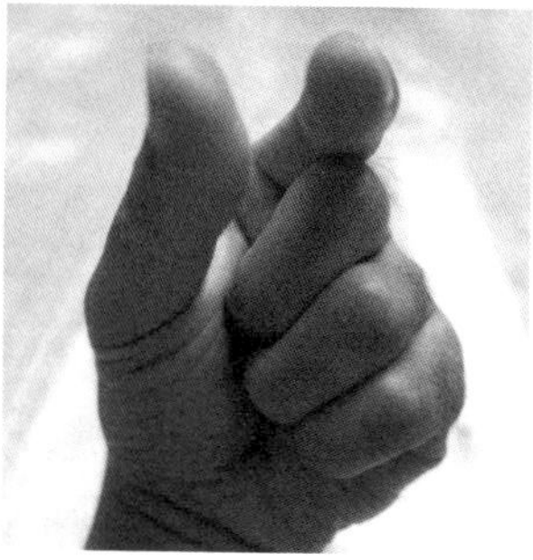

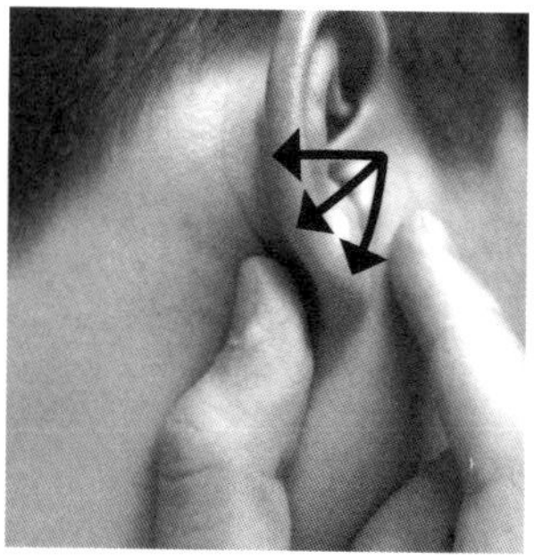

■注意事項：

一．放射狀拉滑時，勿過度用力，以舒適輕柔為原則，各指腹以前後各約五十至一百克力道。

二．放射狀拉滑時，可綿密覆蓋穴位，彌補揉按的不足。

．主要功效：

對全耳穴位按摩，主要可鎮靜安神、紓壓安眠、瘦身、止痛、防病養生。

凹──按摩凹窩

手法

以指腹在四個凹窩滑動。

一．**三角窩**：內外滑來回五秒。

二．**耳甲艇**：內外滑來回五秒。

三．**耳甲腔**：旋轉滑來回五秒。

四．**耳道（耳洞）**：旋轉滑來回五秒。

■ **主要功效**：

對耳朵相對於全身五臟六腑的按摩。

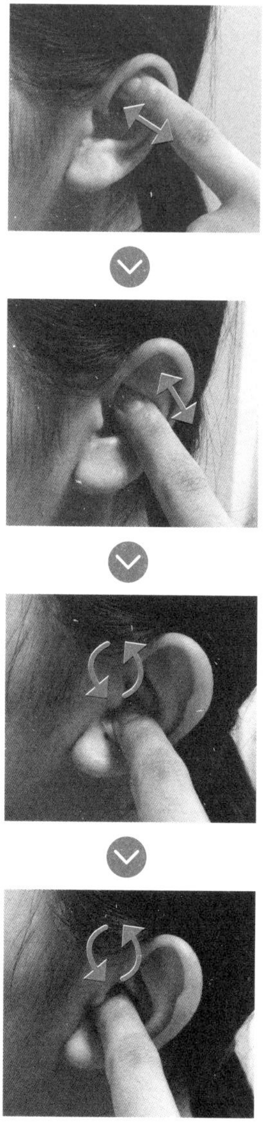

凸——揉按耳屏

手法

拇指在耳道，食指覆蓋耳屏（耳珠），揉按十秒。

．注意事項：

在我們之後的介紹中提到，耳屏（耳珠）上的有世界上最著名的減肥耳穴點——飢點與渴點，除此之外對於腎上腺、甲狀腺或糖尿等疾病也有一定的治療效果，因此按摩耳屏也是不可或缺的一個步驟。

．主要功效：

抑制食慾、瘦身、過敏性鼻炎、喉嚨發炎。

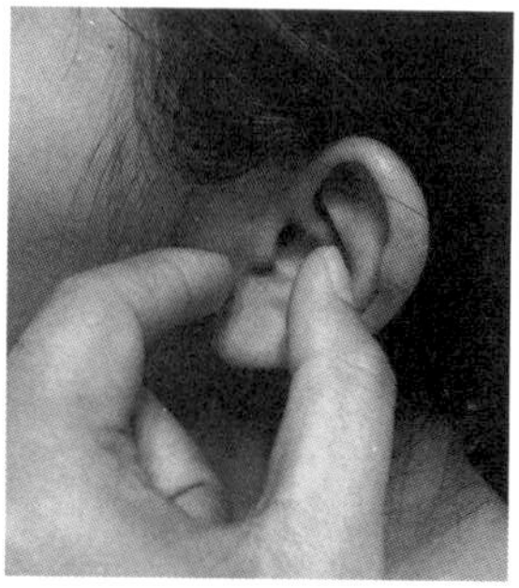

手勢説明

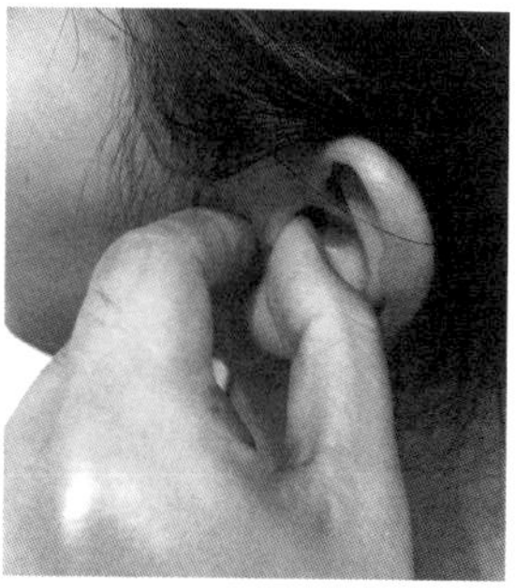

實際操作圖

背——滑動耳背

手法

以食指和中指覆蓋耳背滑動來回各一秒，共三次六秒。

・注意事項：

兩隻手指併攏將耳朵蓋上，像是折成了一半，在上面做輕揉來回滑動。

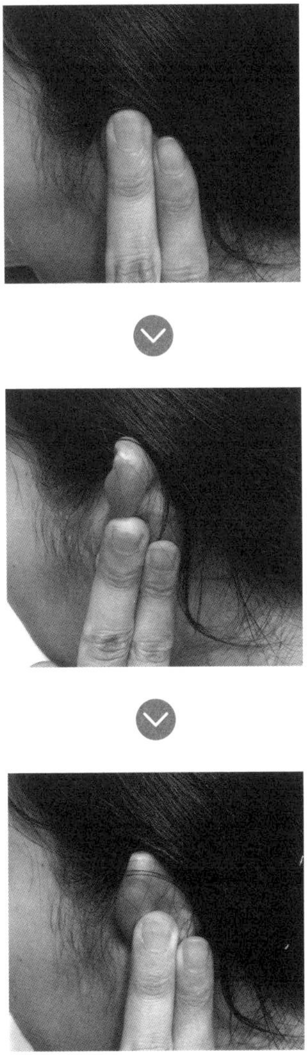

・主要功效：

耳背上不僅有許多血管分布，也是降壓溝的位置，有助於緩解高血壓或是精神亢奮、無法入眠。

第三章

認識耳朵與十二經絡

在中醫的理論中，十二經脈「內屬於腑臟，外絡於肢節」，也就是說人體從裡到外，各個部位的氣血都是由十二經脈與它們所分出的支脈來提供的，耳朵也不例外。在《黃帝內經》的〈靈樞．口問〉篇中有提到「耳者，宗脈之所聚也」，細細探究後會發現，十二條經脈都直接走入或間接的連通到耳朵，這也是為什麼耳穴可以治療臟腑，甚至是全身的疾病。

十二經脈中與耳朵最密切相關的為「手少陽三焦經」，它在內經中被稱為「耳脈」，因為循行經過耳朵且入耳中，是濡養耳朵很重要的經脈。另外足少陽膽經、手太陽小腸經也都直接通過耳朵。除了三焦經、膽經、小腸經的循行直接進入耳朵之外，其他經脈循行也經過耳周圍，如手陽明大腸經、足太陽膀胱經、足陽明胃經。已知十二經

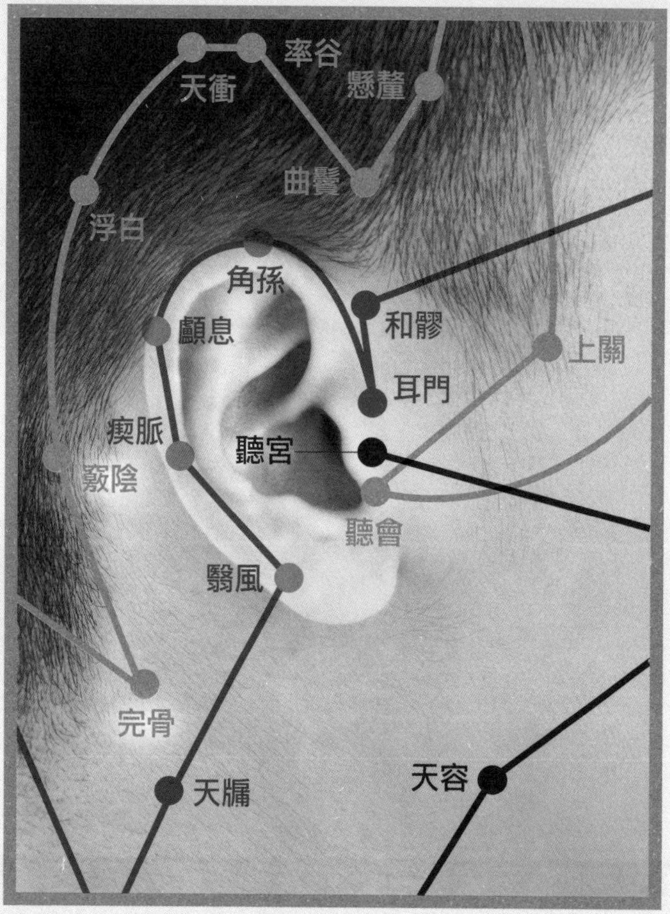

膽　經 ——　三焦經 ——　小腸經 ——

● 角孫、顱息、瘈脈、翳風是位於耳朵後方的頭部穴點

脈中六條陽經都和耳朵相連，而剩下六條陰經雖然沒有直接和耳朵相連，但因為經絡與經絡都有互相連通，所以十二經其實都與耳朵相連繫，我們才說「耳者，宗脈之所聚也」。

另外，內經裏面也提到人之所以會耳鳴，有一個原因是因為「胃中空虛」，因為人體氣血都是從胃而來，胃為諸脈之海，如果胃中空虛，則經脈都沒辦法得到濡養，宗脈之聚的耳朵也會受到很大的影響，沒有氣血的供應會發生耳鳴的現象，這可以幫助理解耳朵與十二經脈的相關性。

第四章

耳朵面面觀

耳朵血管分布——溫暖的來源

血液周流全身，負責把營養帶到五臟六腑，也像垃圾車一般，帶走身體代謝產生的廢物。

耳朵的血液，主要是由外頸動脈供應。外頸動脈有幾個分支，其中一條叫做淺顳動脈，經過耳廓的前面，另一條叫做耳後動脈，經過耳廓的後面，藉由血管供應血液，既是攜帶養分也提供耳朵溫暖。

•

耳朵神經分布——連結全身的網路線

如果沒有耳朵，我們就聽不見夏日窗外的蟬鳴，也聽不見舞台上震撼的交響樂。我們之所以能聽到聲音，不僅耳朵接收聲音的刺激，

耳朵血管分布圖

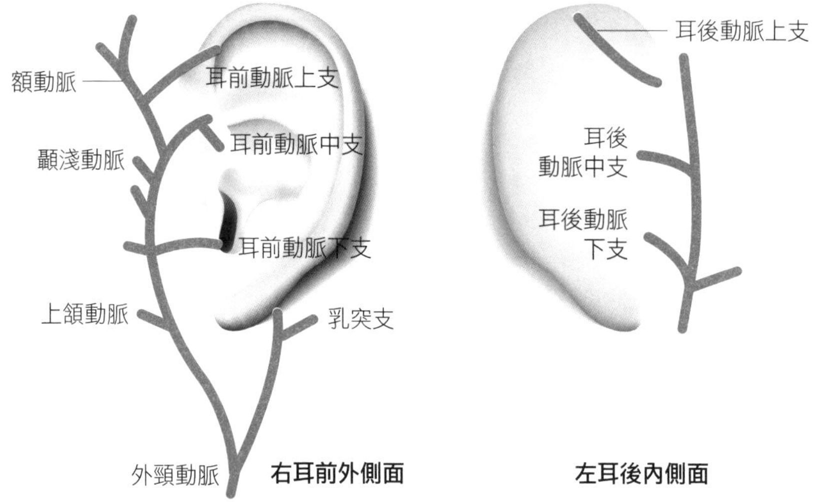

耳朵神經分布圖

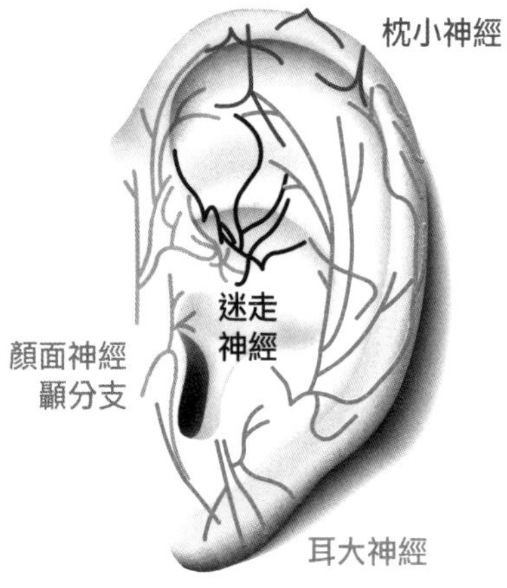

- 枕小神經
- 顏面神經顳分支
- 迷走神經
- 耳大神經

還需要透過神經把這些訊息傳到大腦。但除了耳朵深處負責聽力的第八對腦神經——聽神經之外，在小小的耳朵表面，其實也有好幾條神經通過，分別是耳大、枕小、三叉、迷走、顏面神經，透過他們與內臟的密切聯繫，耳朵成為我們治療疾病的另一個手段。

人體的神經可以分為周邊和中樞兩大部分，而中樞神經，又可以再分成腦神經與脊神經。通過耳朵的神經，恰好都是由兩者的分支而來。

脊神經從頸部第二、三節出來之後，會延伸成耳大神經及枕小神經，有些分支經過「耳輪、耳舟、耳垂」，另一些則走到耳朵的背面，這個解剖構造，可以用來解釋為什麼聯合國所制定的耳穴十區裡，比較靠近耳朵外邊的「耳輪、耳舟」，緩解治療的疾病都跟我們的四肢及軀幹比較有關係，這個原理，再對照書中後面的章節，就更能理解耳朵對應到哪些身體部位。

另一邊，三叉神經、顏面神經、迷走神經歸屬於腦神經。相對於脊神經，腦神經更著重於支配我們的五官和內臟，好比三叉神經負責臉龐。迷走神經很常聽到，為什麼呢？這條神經除了支配耳朵的感覺以外，又會往下繼續走，支配我們的心臟、咽喉、食道、消化系統的內臟運動和消化液分泌。民以食為天，迷走神經對於調控我們的飲食消化，也擔當了很重要的角色。同樣的道理，觀察這三條神經的分布來解釋耳穴十區，三叉神經有些分支走到「耳垂」，而迷走神經和舌咽神經的分支結合以後，會走到「耳甲艇、耳甲腔」，可以推測耳穴十區中，耳朵中央的「耳甲艇、耳甲腔」主要是對應到我們的內臟器官，「耳垂」則是對應到頭臉部。

耳朵的功能

耳朵的功能除了能讓我們聽到聲音之外，還有一個重要的功能——維持平衡。

耳朵分為外耳、中耳、內耳，其中外耳包含耳殼，即是我們看到的大部分耳朵，為軟骨構造，可以用來收集音波。外耳還包含外聽道，是通往中耳的路徑。中耳是傳遞聲音的樞紐，有重要的「鼓膜」和三塊小小的「聽骨」，產生聲音讓大腦聽到的原理，是音波引起鼓膜前後震動，此震動波會由三塊小聽骨傳遞，經由一連串的路徑讓位於內耳的聽覺受器接受到刺激，進而在大腦產生聽覺。

耳朵還有一個重要的功能——維持平衡，平衡覺的受器同樣位於內耳，稱為前庭系統，如果前庭系統失常，會出現無法平衡，甚至頭暈目眩、天旋地轉等症狀，如眩暈症（梅尼爾氏症）。

第五章

耳朵的全息律

倒置胎兒理論

人體的某個構造，可以看作是整個人的縮小版，對應到全身各個組織器官，並反映其功能，這樣的理論，我們稱為「生物全息律」，耳朵便是最有名的例子。仔細觀察的話，可以發現我們的耳朵彷彿是一個沉睡中的嬰孩倒過來的模樣，它的分界明顯，對應到我們的身體，耳垂看作是頭面部，耳朵的三個腔室，由下往上則是胸腔、腹腔、骨盆腔，手跟腳則是蜷曲在最外圍。

世界衛生組織的「耳朵地圖」

認識耳穴，首要先了解 WHO 世界衛生組織將耳穴分成十區、三個切跡、七十九個穴。耳朵的分區，要先從耳朵的體表解剖來認識。

耳朵對應到全身的各個組織器官

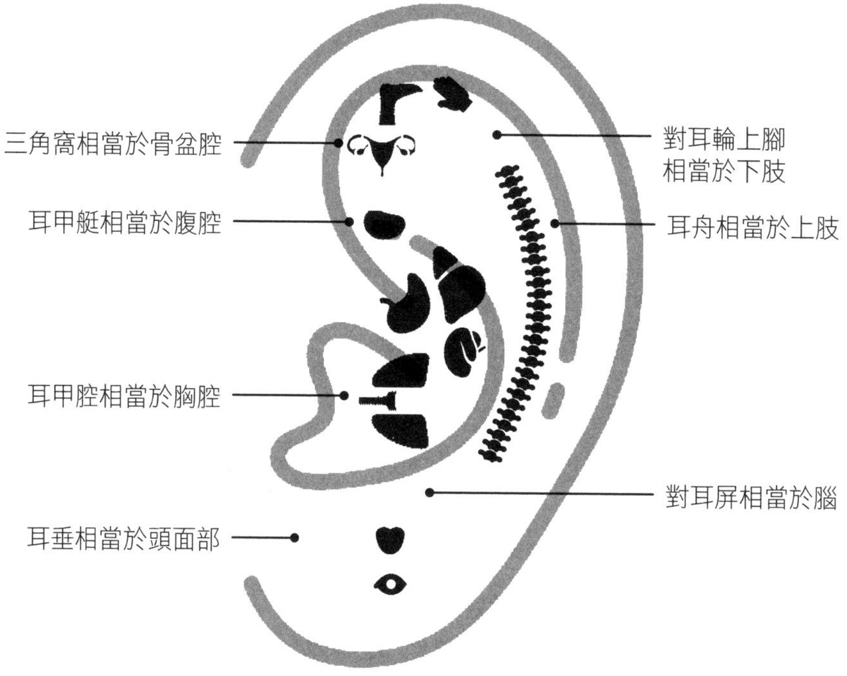

耳朵形狀像倒置胎兒

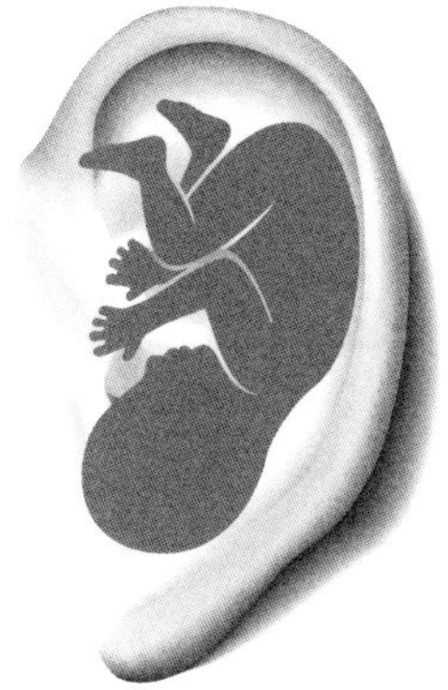

耳朵表面有很多凹凹凸凸的地方，像是地圖裡有高山，也有突起的小丘，有河流，也有自成一圈的湖泊。我們先從突起的部分開始看耳輪和對耳輪。耳朵最外圈的軟骨叫做「耳輪」，再往內側有一Y型突起構造稱作「對耳輪」。

接著來看凹下去的部分：耳舟、三角窩、耳甲艇、耳甲腔，在耳輪和對耳輪中間的細長區域稱作「耳舟」，對耳輪

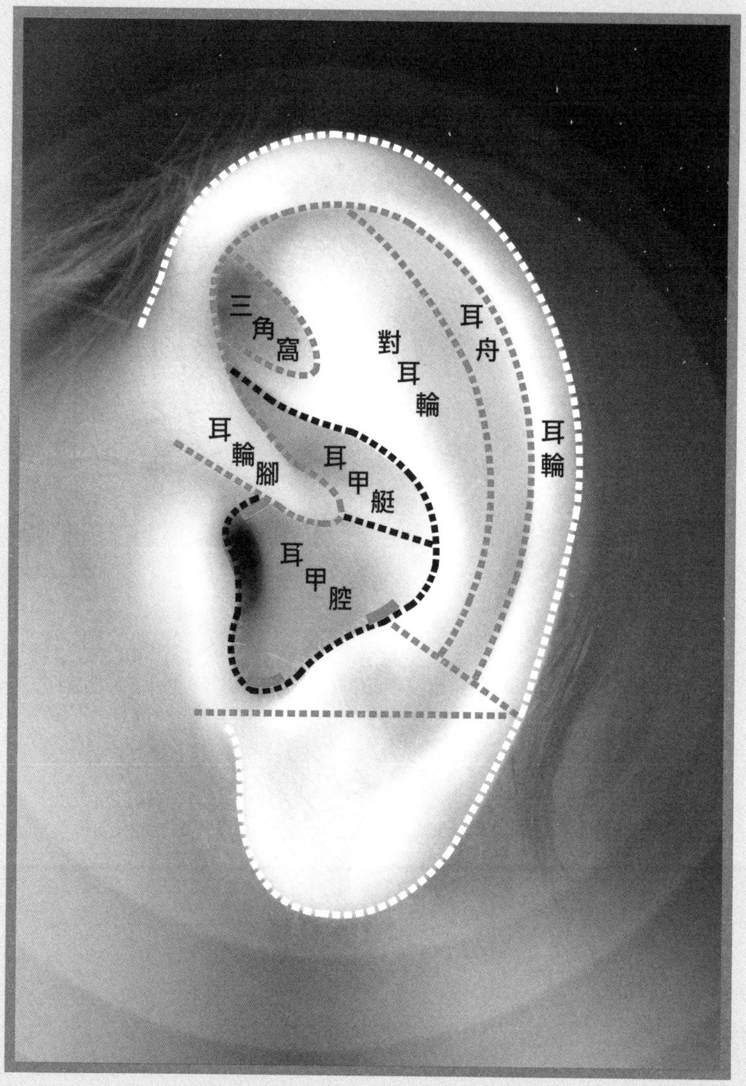
三角窩
對耳輪
耳舟
耳輪
耳輪腳
耳甲艇
耳甲腔

Y型構造圍起的區域稱作「三角窩」，是耳朵中很重要的穴位所在處。最外側的耳輪往下、往耳朵內延伸，這個構造是耳輪腳，是用來區分「耳甲艇」（上）、「耳甲腔」（下）。

在耳甲腔的對面，有一個把耳道蓋起來、類似屏風的構造，我們稱作「耳屏」，另外在耳屏的對面亦有一個突起構造稱作「對耳屏」。在耳朵最下方的構造就是大家都知道的「耳垂」，最後一個構造為整個耳朵背後我們稱作「耳背」。

介紹完耳穴的十區（耳輪、對耳輪、耳舟、三角窩、耳甲艇、耳甲腔、耳屏、對耳屏、耳垂、耳背）之後，還要再了解耳朵上重要的標誌，才能方便之後的學習。我們先來介紹三個切跡（屏上切跡、屏間切跡、輪屏切跡）。切跡指的就是凹下去的地方，「屏上切跡」是指耳屏與耳輪腳之間的凹陷，「屏間切跡」是指耳屏與對耳屏間的凹

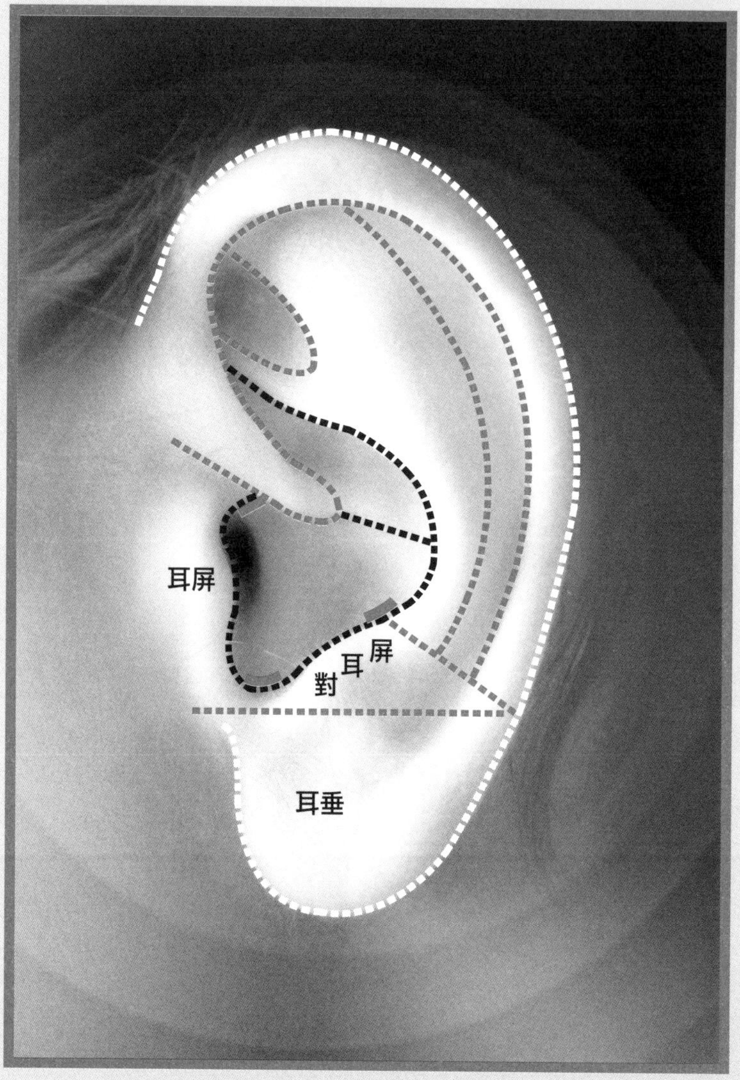
耳屏
對耳屏
耳垂

陷，在屏上切跡與屏間切跡之間就是耳屏。最後一個切跡是「輪屏切跡」，在對耳輪與對耳屏之間的凹陷處。再來要介紹「三個腳」（對耳輪上腳、對耳輪下腳、耳輪腳），對耳輪的Y型，Y型分叉比較上面的是「對耳輪上腳」，下面的是「對耳輪下腳」，另外剛剛提過的，最外側的軟骨是耳輪，耳輪一直向下延伸到區分耳甲艇、耳甲腔的構造是「耳輪腳」。

了解這些構造對之後詳細介紹各區的穴位有很大的幫助，一開始只看文字跟圖片可能會跟真實的耳朵搭配不太起來，建議可以一邊拿鏡子觀察自己的耳朵，或是觀察別人的耳朵，可以讓自己更快熟悉耳朵地圖。

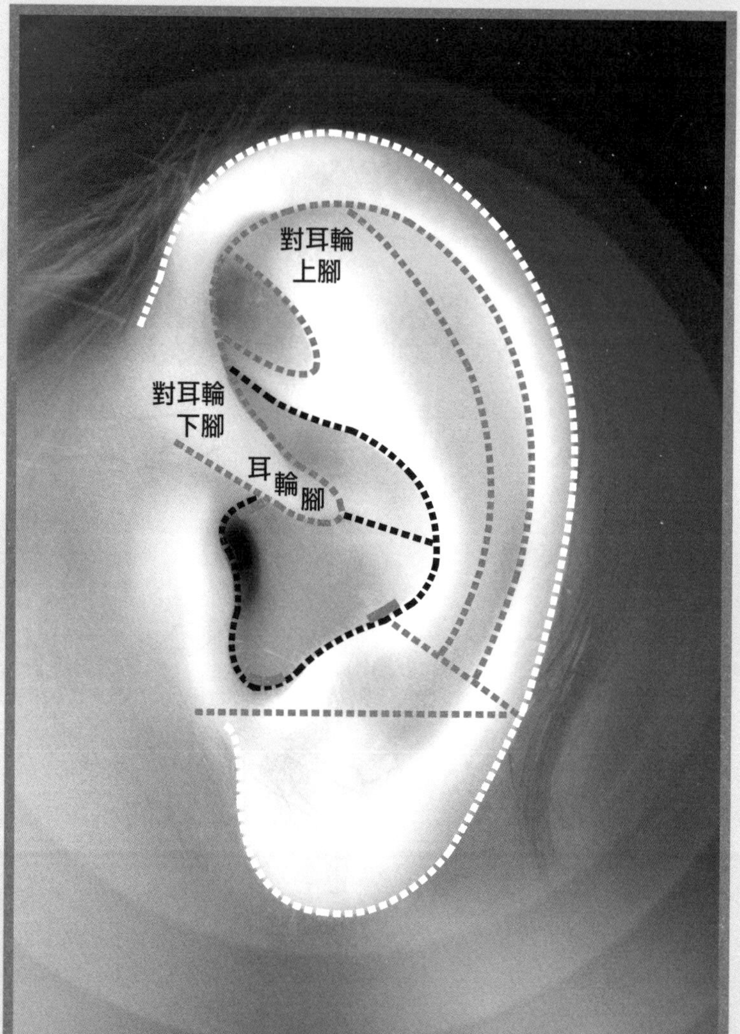
對耳輪
上腳
對耳輪
下腳
耳輪腳

耳穴十區

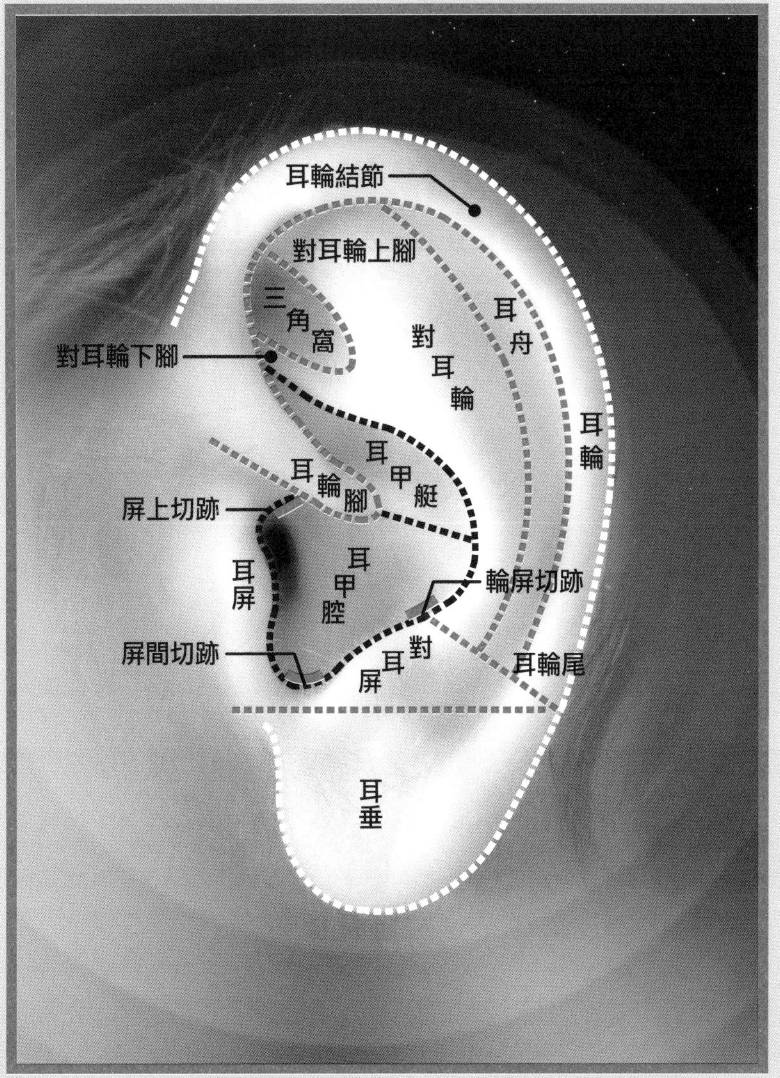
耳輪結節
對耳輪上腳
三角窩
對耳輪下腳
對耳輪
耳舟
耳輪
耳甲艇
耳輪腳
屏上切跡
耳屏
耳甲腔
輪屏切跡
屏間切跡
對耳屏
耳輪尾
耳垂

耳穴十區的分區介紹

■三角窩

・位置：

觀察耳朵，從上面開始算起的第一個凹窩，形狀像子彈一般。

・對應部位：

三角窩對應到骨盆腔，分佈在耳朵五條神經的匯集點。

・穴位介紹：

把三角窩由內而外分成三等份，並且將最遠離臉龐的三分之一再上下切一半。

三角窩

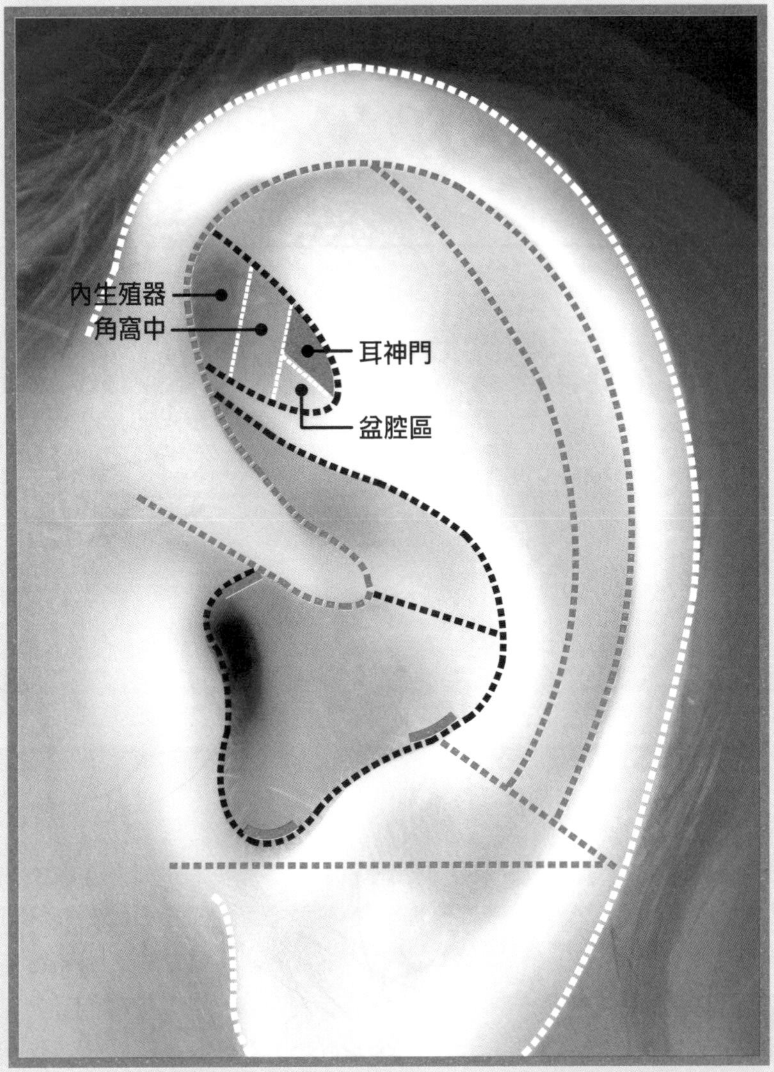

一．上面那一半，稱為**耳神門**。這是耳穴當中，最重要的一個穴道，為什麼呢？針灸或按摩耳神門，可以舒緩緊張和壓力，幫助睡眠。除此之外，也可以紓解神經和肌肉，配合其他穴位，可以用來止痛。

二．下面那一半，稱為**盆腔區**，能緩解婦女朋友痛經的困擾。

三．中間的三分之一，稱為**角窩中**，臨床上用來緩解氣喘的問題。

四．最靠近臉龐的三分之一，對應到**內生殖器**，針對男性睪丸、女性子宮卵巢。

■ 耳甲艇

・位置：

由三角窩往下，約在耳朵的中央處，我們可以摸到一個突出的橫膈軟骨，包圍軟骨的U型空腔，我們稱作耳甲艇。

・對應部位：

耳甲艇對應到腹腔，包含了我們的腸胃系統。

・穴位介紹：

沿著橫膈軟骨的輪廓，把U型空腔切成兩等分，分為內圈和外圈。

內圈：

一・在軟骨的頂點畫一條鉛直線，會和我們先前畫的內圈交成一個半圓形，稱為**胃區**，掌管腸胃系統問題，好比餐後常常消化不良，有脹氣、胃酸逆流的感覺，以及上腹部的疼痛或想吐，都可以按胃點來緩解。

二．以胃區為界線，軟骨上半部分三份，由外而內為十二指腸、小腸、大腸。

三．以胃區為界線，軟骨下半部分三份，由內而內外為口腔、食道、賁門。

四．把整個內圈再檢視一遍，可以發現這便是食物進到口內之後，在消化道的過程，用我們一開始講過的倒置胎兒來思考，就變得淺顯易懂。

外圈：

一．把三角窩最遠離臉龐的三分之一兩端界線往下延伸到外圈，稱為**腎區**，再往內，稱為**膀胱區**，相對於內圈消化道而言，這邊是泌尿道。

二．膀胱區的內上角，稱為**艇角**，治療男性的前列腺問題。

三．腎區到胃區中間分為兩半，靠近腎區為**胰膽**，靠近胃區為**肝**。

耳甲艇內圈

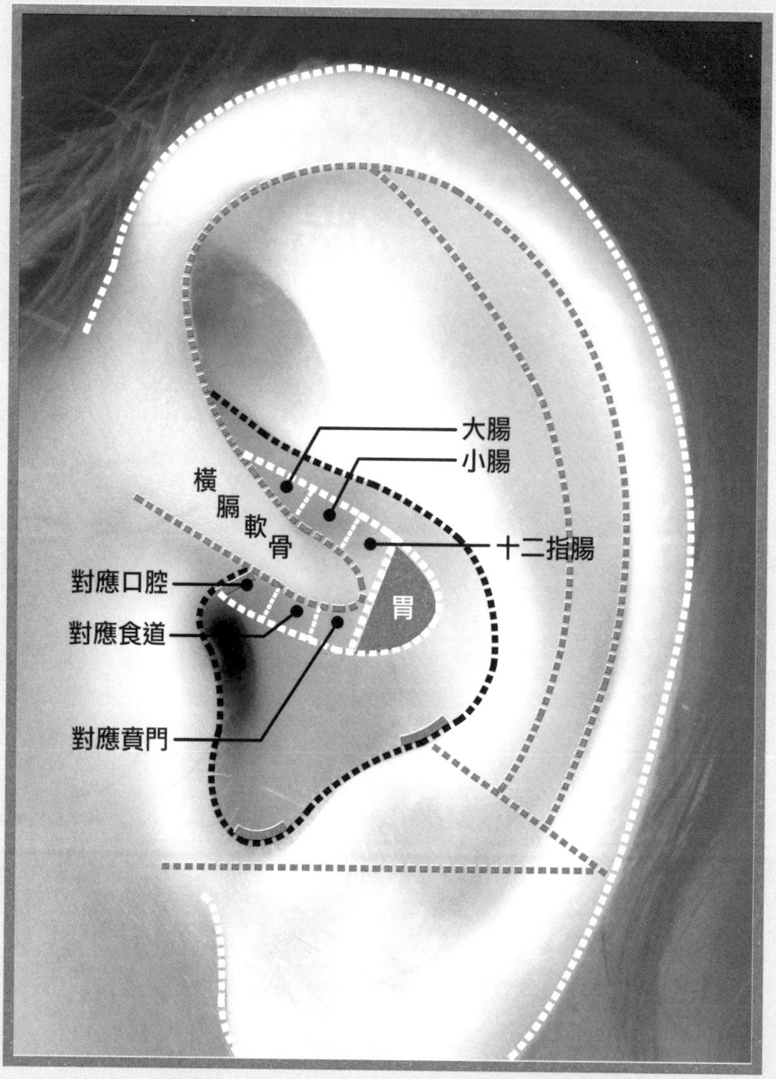

耳甲艇外圈

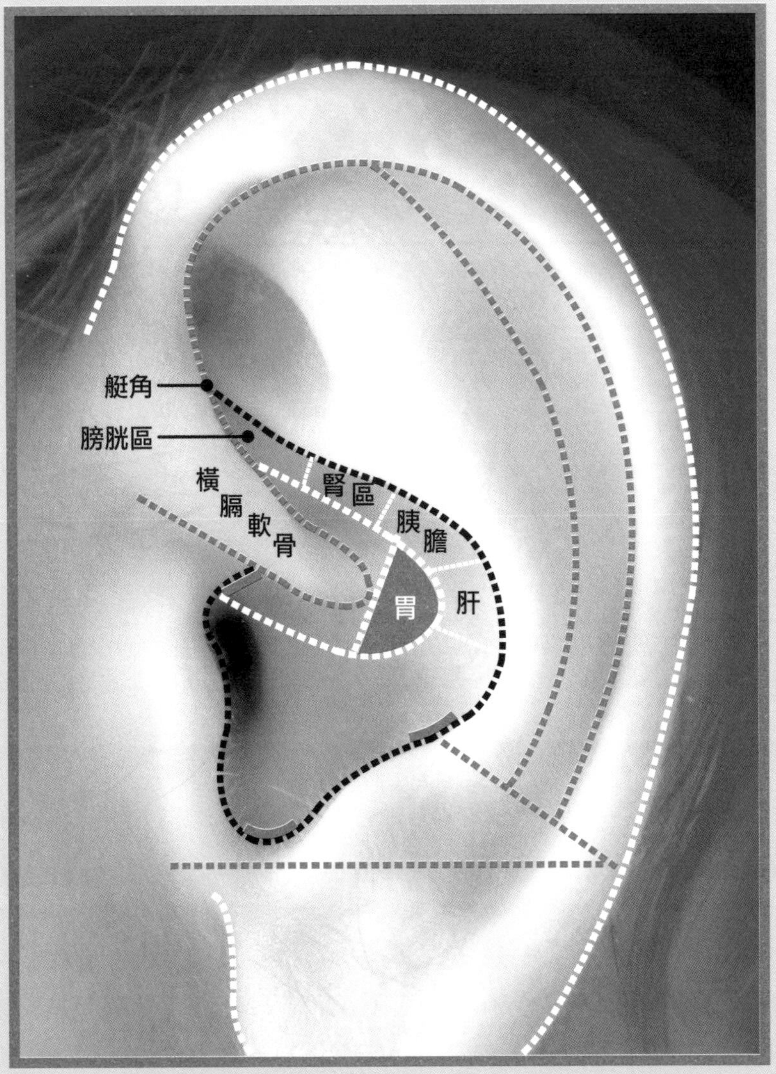

■耳甲腔

．位置：

最下方的凹窩，也就是平常塞耳塞旁邊的位置，我們稱作耳甲腔。

．對應部位：

大致對應到人體的胸腔。

．穴位介紹：

一．心區：把「口、食道、賁門」扣掉以後，耳甲腔的正中央，稱為**心區**。因為此處有迷走神經的聚集，對於有減肥需求的人，可以達到抑制食慾的效果。

二．肺區：圍繞著心區的區域，稱為**肺區**，心區上下端往耳道水平延伸，圍起來為**氣管**。

耳甲腔

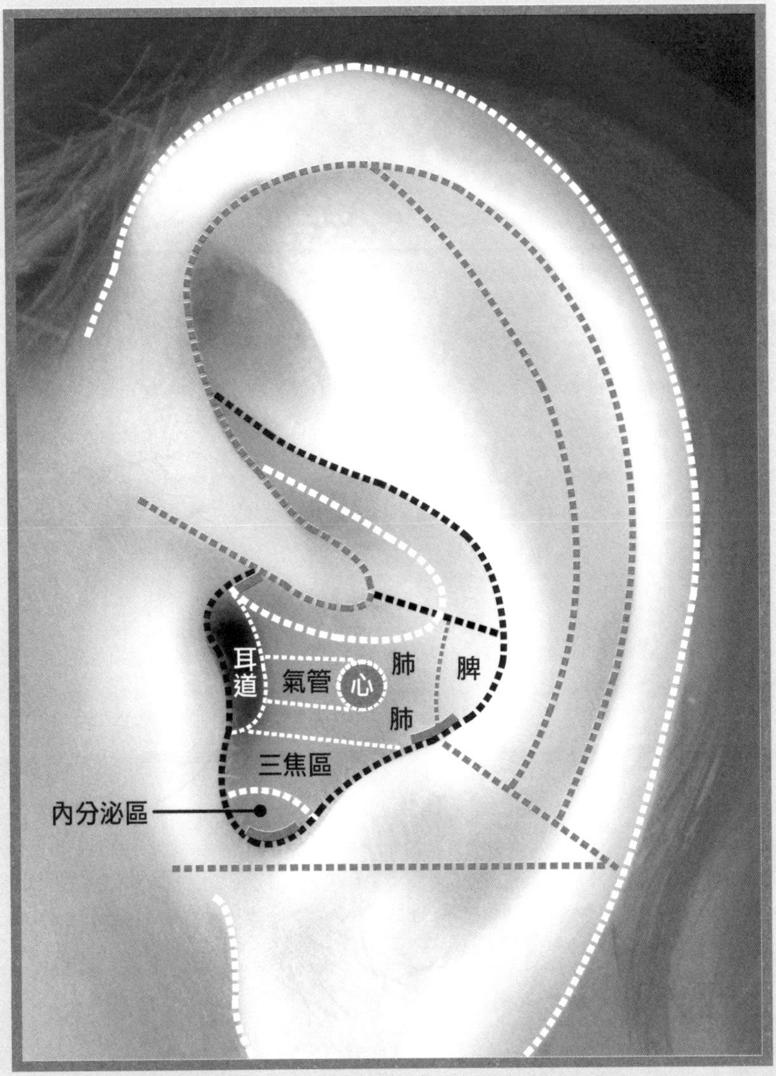

三．脾區：肺區往外，剛好在胃區水平線下相對於肝的位置，稱為**脾**，主管脾臟，跟免疫系統有關。而在中醫理論來說，又能緩解消化吸收的問題，假設食慾不好想要改善，或是時常拉肚子，可以用脾區加上胃區旁邊的下消化道來治療。

四．內分泌區與三焦區：

A．把屏間切跡對應到耳甲腔的區塊，稱為**內分泌區**，可以治療內分泌失調引起的青春痘、減肥等等。

B．內分泌區和上述心肺區之間，稱為**三焦區**，這裡跟我們針灸腹部的常用穴道天樞穴，有類似的效果，可以治療「大腸」方面的疾患。

■耳垂

．位置：

從屏間切跡下緣，也就是軟骨和肉的交界處開始，在這條水平線以下可以把耳垂用九宮格等分成九個部分。

．對應部位：

耳垂恰好對應人體頭部。

．穴位介紹：

著名穴位有眼區、牙一、牙二、目一、目二、扁桃體。

一．眼區：本區最有名穴位，位於九宮格的中心點。可以治療一切跟眼睛相關的疾病，如近視、遠視、預防老花眼、視力不良，平常按摩可以預防眼睛的病變，搭配針灸來治療效果會更好。

二．牙1、牙2：在內上角為牙區，又稱作牙1；在牙區的正下方是垂前，古人稱作牙2，可治療牙齒疼痛，在牙1、牙2穴位處通電，可以當作拔牙時的麻醉。

三．扁桃體：在最下排的中間（第八區），可以治療扁桃體發炎、喉嚨痛。

．養生小撇步：心律不整溝、耳鳴溝

於耳垂還有兩個容易觀察到的溝，日常生活中可以應用到，首先來介紹目1、目2，這兩個穴位在屏間切跡的下面兩旁硬硬的地方，內側是目1、外側是目2，這兩個穴位跟剛剛說明過的眼點一樣，可以治療與眼睛相關的疾病。而從目1畫一條線到「扁桃體」中央，這是**冠心溝**，又稱作心律不整溝、壓力溝。不是每個人都有，若有觀察到冠心溝，代表此人平常壓力較大，將來有心血管的疾病的機率較大。另外一個溝，要從目2拉一線到「內耳區」中央，這是**耳鳴溝**，有這個溝的人未來可能會有耳鳴的問題。

耳垂

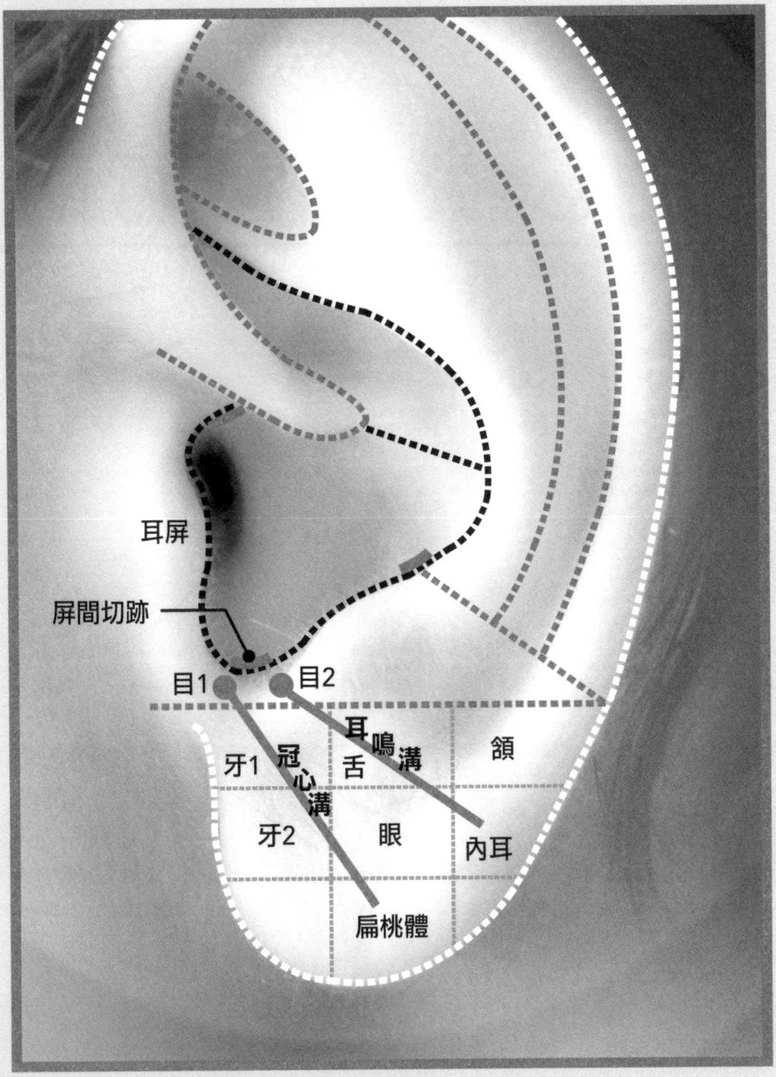
耳屏
屏間切跡
目1
目2
耳鳴溝
冠心溝
牙1
舌
頜
牙2
眼
內耳
扁桃體

■耳屏

．位置：

耳屏是把耳道蓋起來的一個類似屏風的構造。

．穴位介紹：

大多數的人耳屏上有兩個突起，用看的也許不明顯，用摸得比較清楚。

一．靠近上面的突起，稱為屏尖。身體上只要是尖端的地方，通常都是用來瀉熱，比如說有些人容易火氣大、嘴巴破，或是眼睛紅腫都可能是體內有熱的表現，這時候可以用屏尖來治療。

二．靠近下面的突起，稱為腎上腺，治療與腎上腺有關的疾病，如因為腎上腺功能低下造成的的倦怠、乏力、血壓低。

耳屏

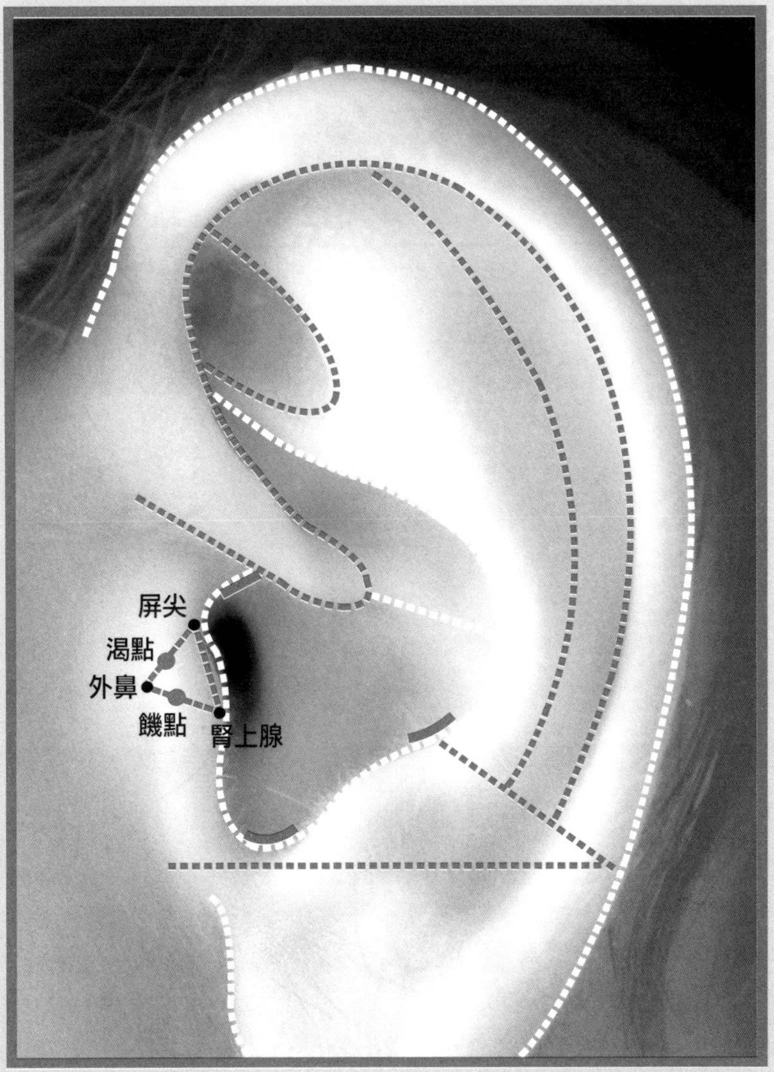

三．把「屏尖」和「腎上腺」連線為底邊，往臉頰的方向作正三角形的頂點，稱為**外鼻**，可以用來治鼻子上的青春痘。

．饑點與渴點：全世界最有名的減肥穴位之一

利用上述那個三角形，可以找到**渴點**在上方，是外鼻與屏尖的中點，**饑點**在下方，外鼻與腎上腺的中間。這兩個穴位都可以用來減肥，並治療甲狀腺機能亢進、糖尿病。

■ 對耳屏

．位置：

從輪屏切跡往下垂直畫一條線，接著從屏間切跡下面拉一條水平線（即耳垂與對耳屏之間的分界線），形成類似三角型的區域就是對耳屏，與耳屏相鄰，小小的可以用手撥動。

．對應部位：

對耳屏對應到的是大腦區塊，分為內側與外側。

對耳屏外側：外側是剛剛畫的三角形，分成三等份，**由外而內為枕區**、**顳區**、**額區**，此三區都可以治療頭痛與神經衰弱。

對耳屏內側：把對耳屏稍微翻開，內側的前半部的穴位是**皮質下**，可以治療失眠、各種疼痛，後半部是**緣中**，可以治療腦幹的疾病，中風也可以貼於這個位置。

對耳屏外側

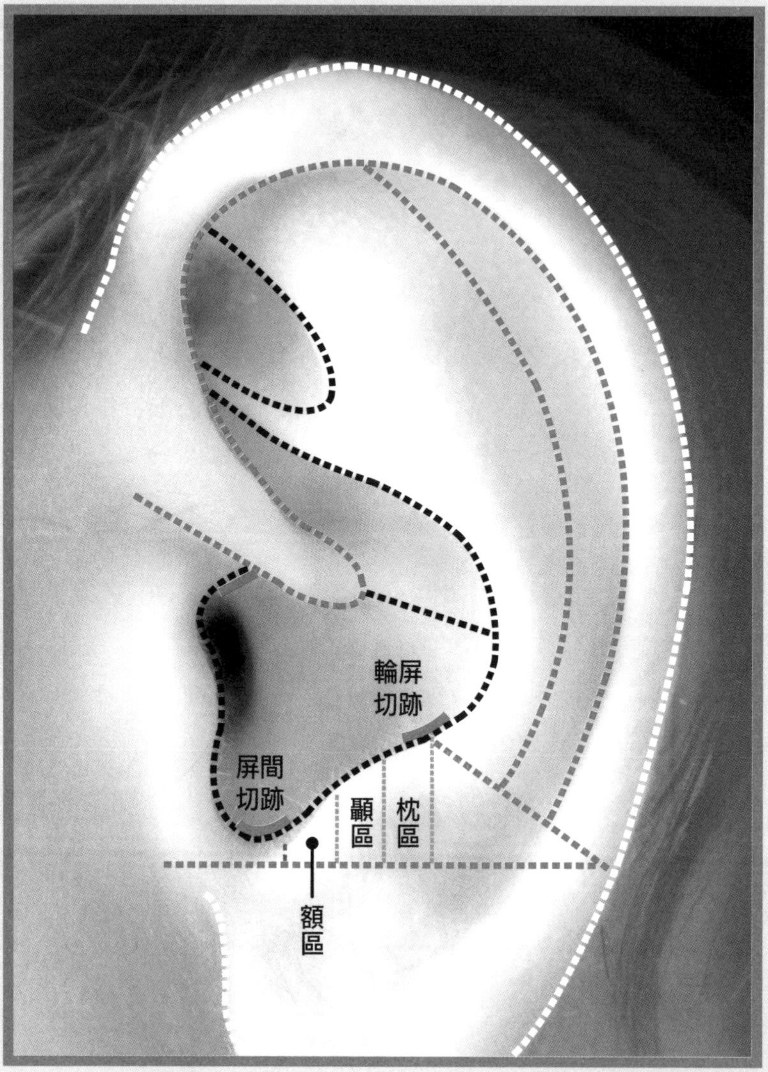

對耳屏內側

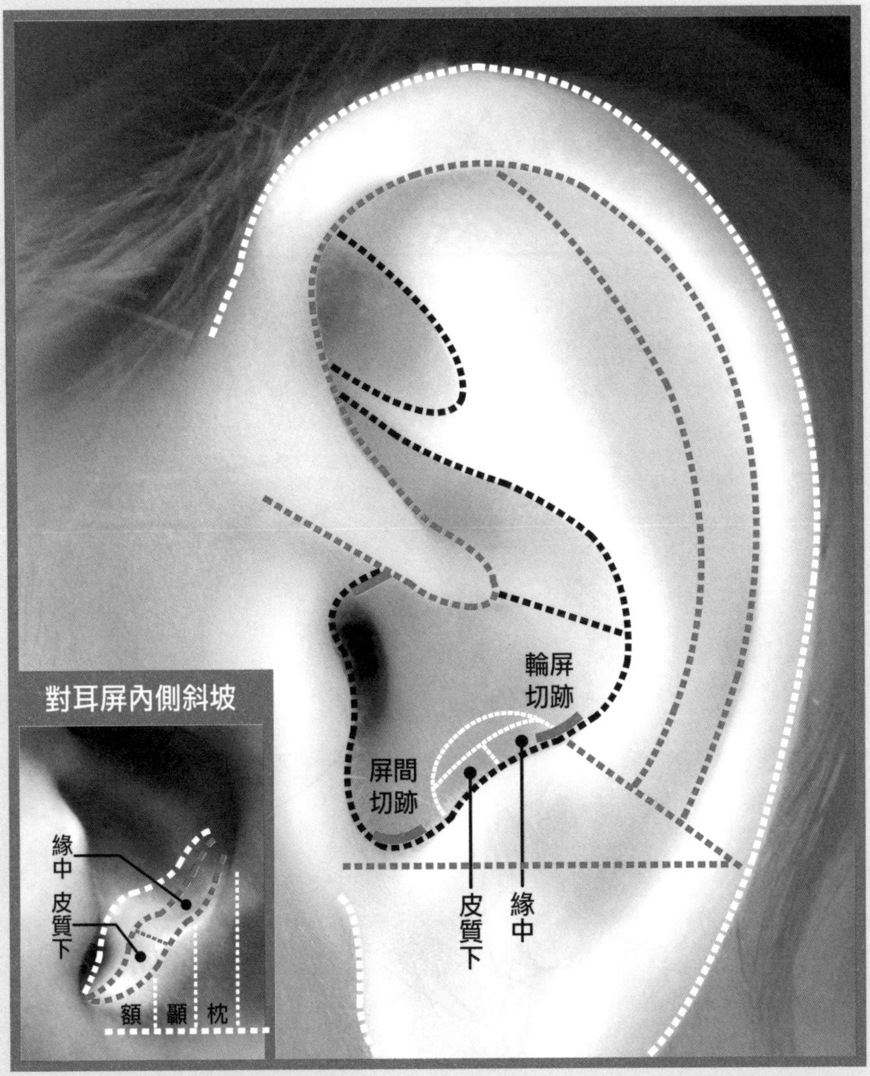

輪屏
切跡
屏間
切跡
皮質下
緣中
對耳屏內側斜坡
緣中
皮質下
額
顳
枕

■ 對耳輪

．位置：

A．首先從Y型的交叉點（三角窩的頂點）畫一條弧線，大致把Y型上面的分岔與下面的直線畫一個弧分開，此弧線以上是下肢，以下是軀幹。

B．從三角窩頂點將對耳輪縱切成一半（剛好畫在軟骨的最高點），靠臉頰的半邊為前側，屬軀幹中軟組織（肌肉、韌帶、器官等）的部份。後側為軀幹關節的部分，可反映脊椎狀況。

．對應部位：

對耳輪上腳：對應到是下肢的部分，可以分三等份為髖、膝、踝和趾。

對耳輪下腳：分三等份，靠近三角窩頂點的三分之一為臀區，可

對耳輪

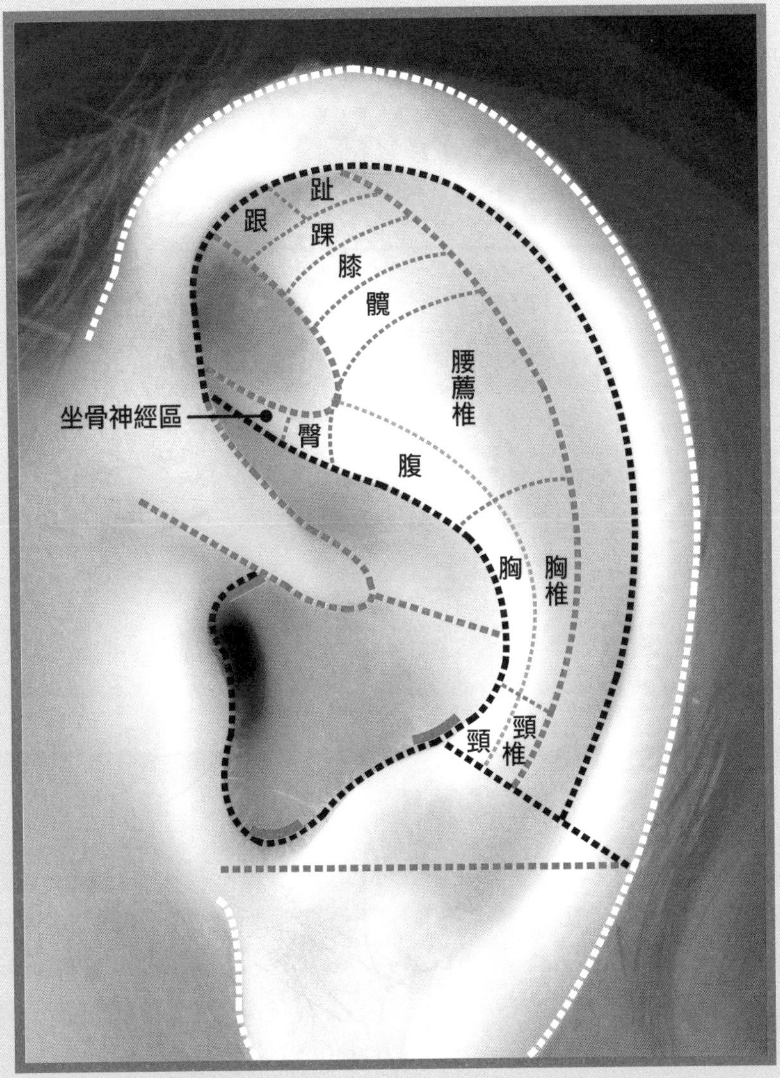

以瘦臀，另外的三分之二是**坐骨神經區**，坐骨神經痛是臨床上很常見到的疾病，可以用這個穴來輔助針灸的療效。

長柄區：對應到軀幹，可以縱向分成五區，再分成前後兩半，前半都代表軟組織，後半是脊椎。

一・最下面的五分之一是**頸區**，前半是頸部軟組織、後側代表頸椎。

二・往上五分之二是**胸區**，亦是前側軟組織、後側胸椎，刺激前側可達到豐胸的效果。

三・最上面的五分之二是**腹區**，後側則對應到腰薦椎。

・**養生小撇步：**

常常可用對耳輪後側來檢視脊椎的健康程度，如果後方有黑斑、血絲暗紅明顯、凹凸不平，可能日後脊椎會出問題，宜提早多加保養。

■ 耳舟

．位置：

耳輪與對耳輪中間的狹小區域。

．對應部位：

耳舟對應到人體的上肢，將之分為上、下半部。

一．下半部：分成一比二兩份，從輪屏切跡往上三分之一是**鎖骨區**，再往上的三分之二是**肩區**。

二．上半部：分成三等份，由下往上分別是**肘區**、**腕區**、**指區**，其中最重要的一個穴位是「**風溪**」，位在腕區、指區的中心內緣，可以用來治療蕁麻疹。

耳舟

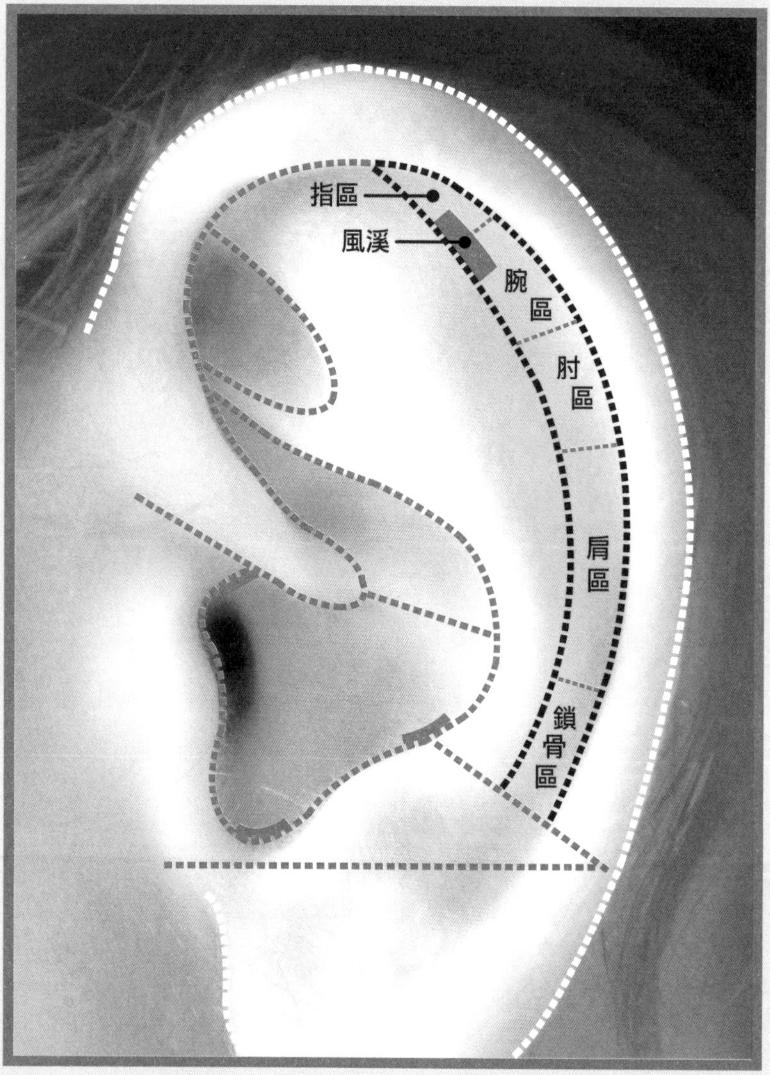

■耳輪

・位置：

耳輪是耳朵最外圍的軟骨構造。

・對應部位：

這區的定位大概都是「對應」而來。

一．耳甲艇有消化道與泌尿道對應區塊，從消化道對應至耳輪是直腸區，泌尿道對應至耳輪為尿道區。

二．對耳輪（Y型構造）上腳對應至耳輪是肛門點，又稱**痔核**，用來治療痔瘡。

三．耳尖：把整個耳朵對折，會發現最上面有一頂點即是，可以用來瀉熱，也就是治療眼睛紅腫熱痛、各種發炎性疾病。在耳尖處放血，對降高血壓也有明顯的功效，因為在中醫的理論中，部分高血壓的患者是屬於「肝陽上亢」或者「肝火上炎」這種偏向實性、熱性的體質，通過耳尖的瀉熱功效，可以使高血壓得到緩解。

耳輪

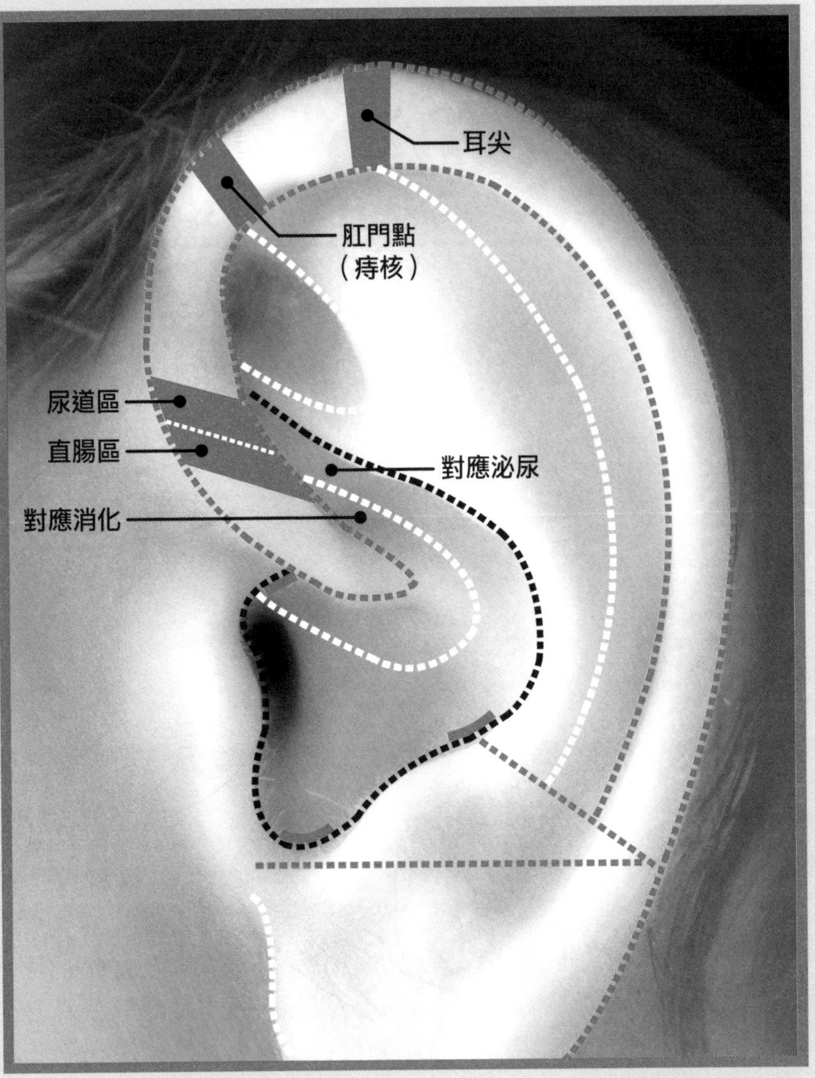
耳尖
肛門點
（痔核）
尿道區
直腸區
對應泌尿
對應消化

耳輪

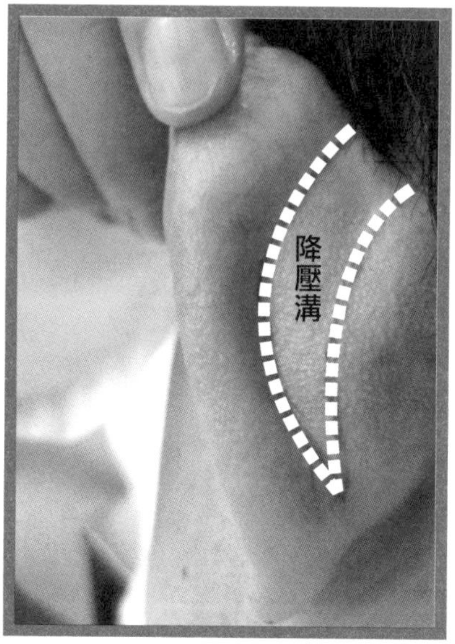

■耳背

．位置：

耳背最重要且唯一的穴區，就是摸起來凹凹的降壓溝，剛好是對耳輪的背面，看到名字便能夠想像它與血壓的關聯，臨床上有一些高血壓的患者，降壓溝能明顯看到暗紅甚至偏黑的血管。

・**養生小撇步：**

按摩耳背，不僅可以改善高血壓，對幫助入眠亦有極佳的效果，失眠的朋友不仿試試看。

第六章

常見的疾病可以按摩哪些耳穴？

在我們的日常生活中，聽到大家抱怨困擾自己許久的問題，常常有翻來覆去睡不著、眼睛乾澀疲勞；有些人無法抗拒食物的誘惑又想要瘦身減肥；女孩子在好朋友每個月到來時，甚至還有痛經的苦惱；坐骨神經痛更是充斥在親戚鄰居中，煩惱著要不要開刀治療。

由臨床研究與經驗累積，十區之中79個耳穴，我們分門別類整理了這些疾病可以運用的穴道，並且詳述為什麼這些選穴有治療的效果，這篇裡面特別提到一些利用按摩耳穴，可以達到明顯療效的疾病，容後詳細介紹。要額外提醒的是，若在保健之外想要尋求嚴重不適的解決方法，由中醫師辨證診察根本原因，療效更佳。

失眠

在現代人的生活中，失眠可以說是一大隱形的疾病，很多人不是翻來覆去難以入眠，就是半夜容易作夢驚醒，或是凌晨天還沒亮便醒過來，要再入睡更加困難。失眠並非僅靠安眠的藥物就能徹底解決，而是要培養良好的睡眠習慣，按摩耳朵是輔助失眠治療非常重要的一個環節。

適用穴道

三角窩	**神門**
耳甲腔	**心、脾**
對耳屏內部	**皮質下**
耳甲艇	**腎、肝**
對耳屏外部	**枕區**
耳背	**降壓溝**

失眠適用穴位圖

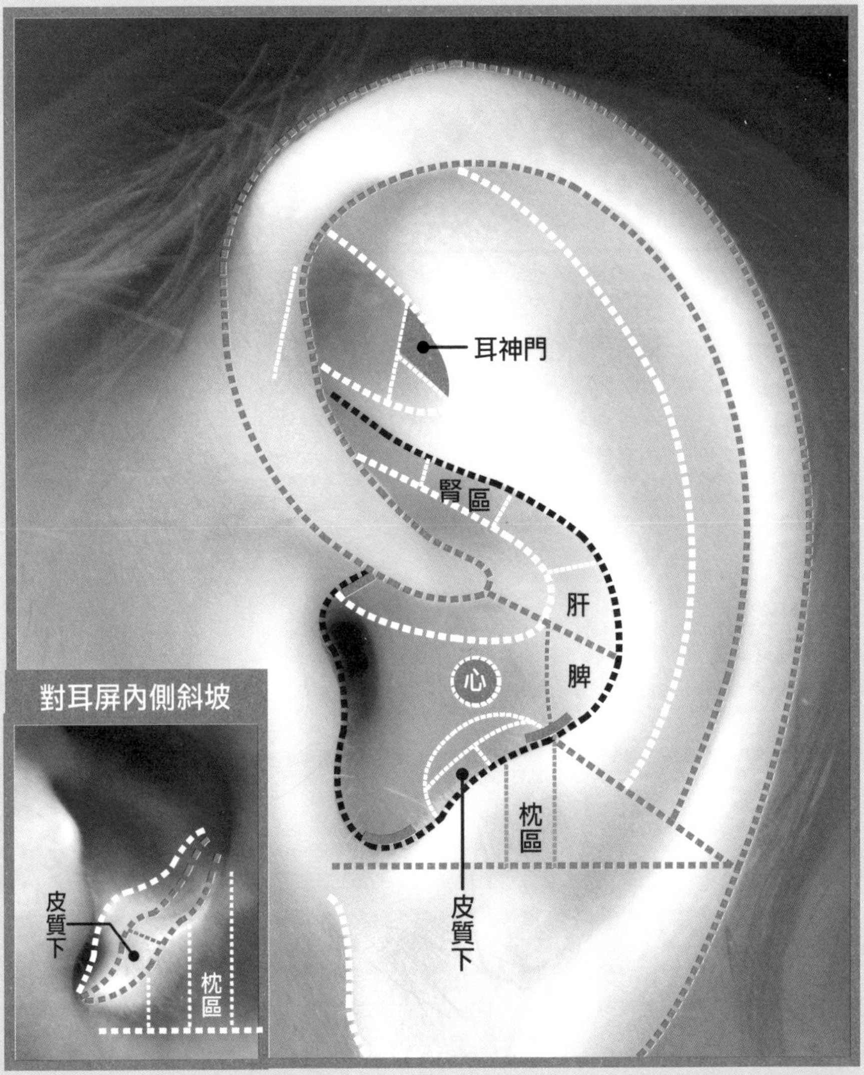
耳神門
腎區
肝
脾
心
枕區
皮質下
對耳屏內側斜坡
皮質下
枕區

取穴原理

失眠歸屬於幾個方面，有精神上的焦躁或亢奮、大腦腦波的不穩定。中醫來說，我們的情緒和意識會影響五臟六腑，反過來身體的健康狀態也會影響精神層面，因此治療失眠時，無論身心靈都不能忽略。

一．神門：三角窩的耳神門穴不但是多條神經交會的地方，其安定精神的力量是所有耳穴中最明顯之一，因此治療失眠絕對不會漏掉這個穴道。

二．肝、心：在中醫的觀念中，情緒、壓力與「肝」有關，精神及意識的好壞則與「心」有關，因此按摩耳穴時也會配合肝區和心區。

痛經

痛經是由於子宮的過度收縮導致。以現代醫學生理著重於骨盆腔及子宮，中醫方面認為女生的月經和「肝」最為相關，按摩耳穴肝點既是保養也能緩解疼痛，另一方面，飲食要克制吃冰或喝冰的飲料，因為「寒冷」會導致血液流動的不順暢，停滯就會引發痛，因此自身的保養是非常重要的。

適用穴道

部位	穴道
三角窩	**神門**
三角窩	**內生殖器**
三角窩	**盆腔區**
耳甲艇	**腎、肝**

痛經適用穴位圖

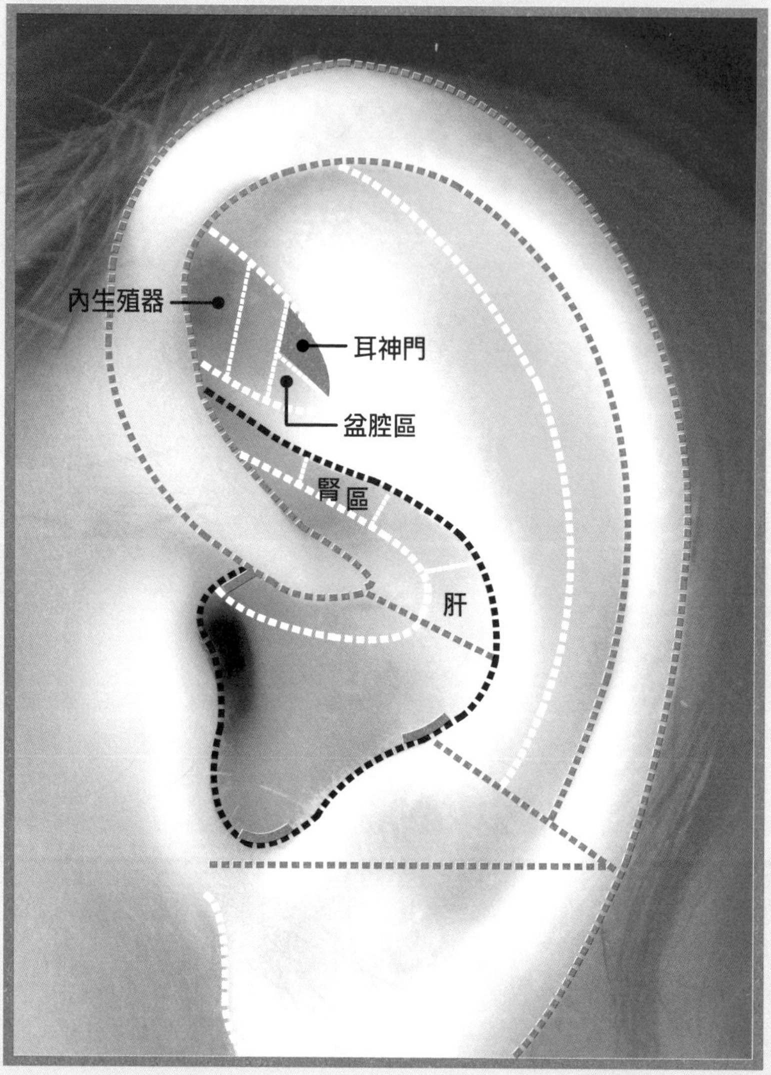

取穴原理

一．神門、盆腔區、內生殖器：解剖學的位置對應取穴。

二．肝、腎：在中醫理論中，「肝」主藏血，與女生每個月有經血來潮息息相關，假設飲食不夠營養均衡或吃到冰涼的東西，或是睡眠、情緒、壓力的影響，會讓血液無法正常的輸佈與儲存。一方面，中醫有所謂的「經絡」，而「肝經」走的位置恰好通過了我們的生殖系統，所以有部分的痛經以「肝」出發治療會有顯著的效果，按摩耳穴肝點既是保養也能緩解疼痛。

坐骨神經痛

坐骨神經痛為脊椎骨或椎間盤壓迫到神經，而由腰椎往下傳導到臀及腿後的疼痛。在台灣有許多中年以上的人們，可能因為搬重，或是隨著骨質退化，加上骨刺的生成而為之所苦，這時候除了軀幹的體針或推拿之外，也可以配合耳穴治療。

適用穴道

穴區	穴道
對耳輪下腳	坐骨神經
對耳輪	腰椎
耳甲艇	膀胱、腎
對耳輪下腳	臀
三角窩	神門

坐骨神經痛適用穴位圖

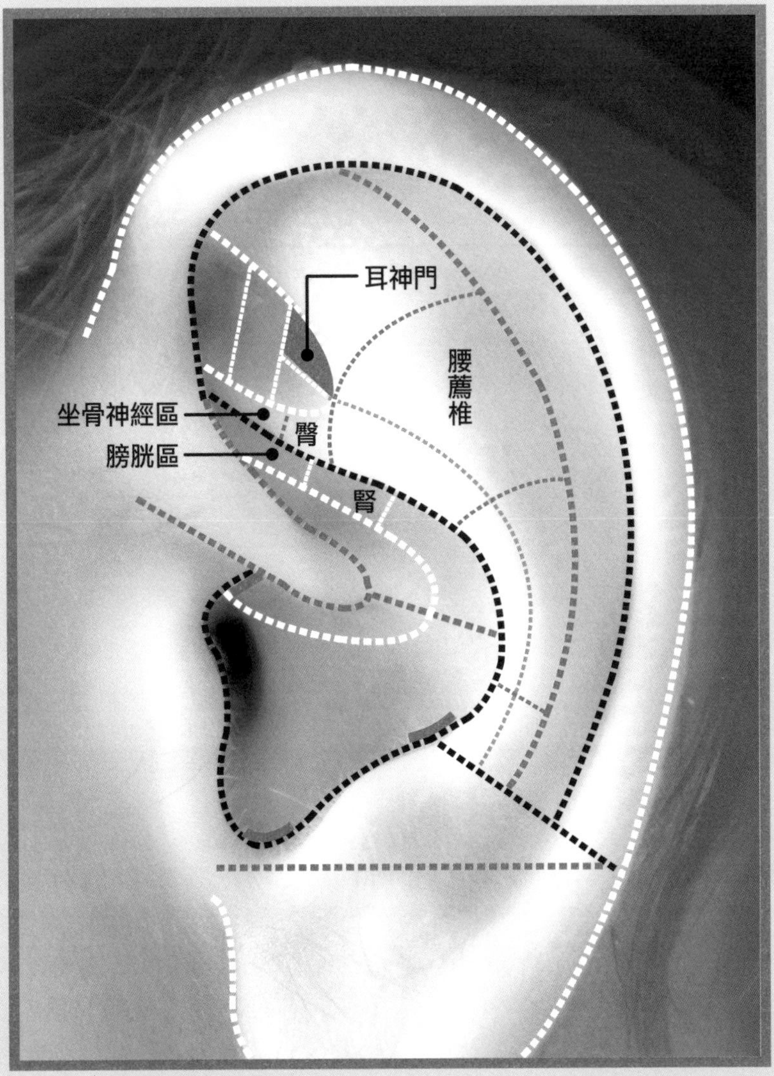

取穴原理

一．**坐骨神經、臀：**直接取耳穴上相對應的點治療。

二．**膀胱、腎：**中醫經絡理論中，背部為「督脈」及「膀胱經」的走向分布，因此加強膀胱在耳朵上的相應點，再配合腰椎點、腎點等以達到最大的效果。

眼病

隨著生活壓力越來越大、休閒活動越來越多元，大家使用眼睛的頻率越來越高，無論是唸書、工作、看電視、滑手機都需要眼睛，這也使得小朋友的近視年齡愈提前，中老年人的老花眼提早出現，甚至常常出現眼睛乾澀等毛病，這時候可以應用耳穴來緩解眼睛的症狀。

適用穴道

耳垂 **目1、目2、眼點**

耳甲艇 **肝、腎**

對耳屏外部 **枕區**

眼病適用穴位圖

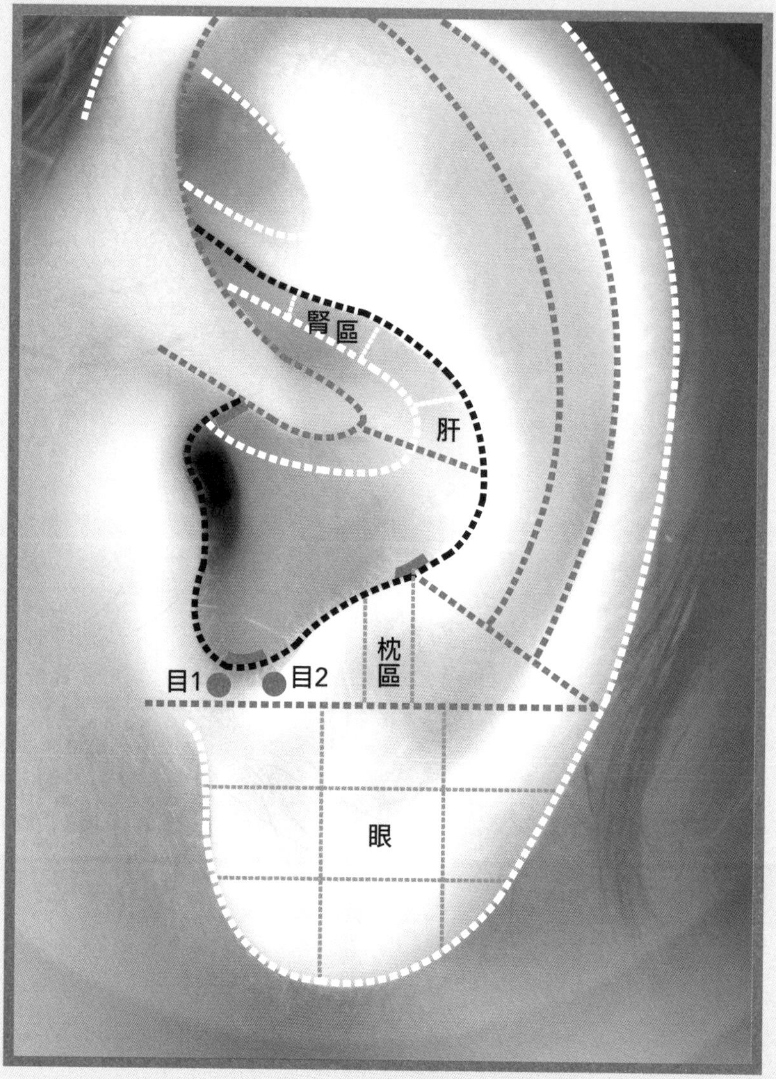

取穴原理

一．**目1、目2、眼點**：取耳穴上眼睛相對應的部分治療。

二．**肝、腎**：在中醫的觀念中，「肝」開竅於目，肝與眼睛的功能息息相關，另外，如果生活壓力太大、太勞累會導致中醫所謂的「勞損」，日久會使「腎」受損，接著導致全身的氣血皆不足，眼睛也沒辦法得到很好的營養。

三．**枕區**：在現代醫學的觀念中，視覺的產生是在大腦的枕葉，所以在對耳屏上的枕區也可應用。

減肥

相信許多愛美的人聽到這兩字眼睛都會為之一亮，大家可能不知道，其實耳針也可以減肥，而且還可以針對不同肥胖的成因選取不同的穴位，對症下藥的效果會更好。

適用穴道

- 耳屏：**饑點、渴點**
- 三角窩：**神門**
- 耳甲腔：**肺點**
- 耳甲艇：**口點、胃點**
- 對耳輪：**臀區、腹區**

減肥適用穴位圖

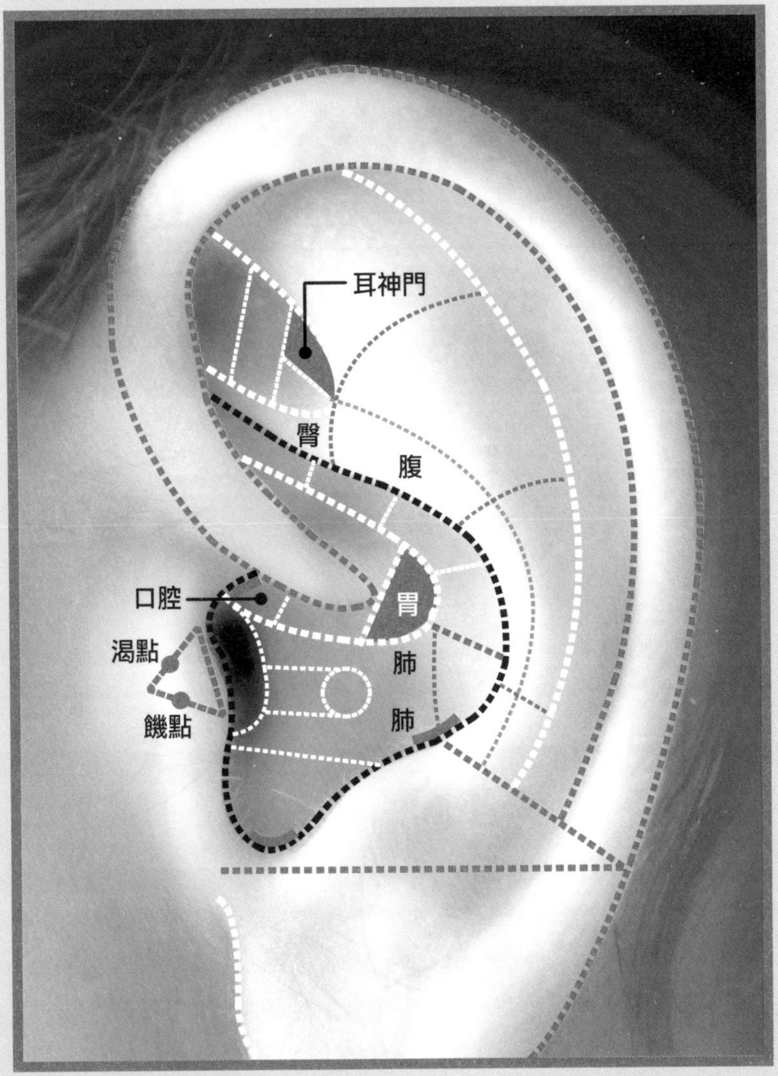

取穴原理

一．肥胖是因為一直感到飢餓，所以才進食，可選擇「饑點」、「渴點」來抑制食慾，也可以治療症狀是「吃多、喝多、尿多」的糖尿病。

二．若不是因為飢餓，而是嘴饞，這樣類型的人天生就喜歡嘴巴動個不停，可以選擇「口點」。

三．平常就習慣性的吃很飽，久而久之胃被撐大了，不易感受到飽，這類型的人可以選「胃點」。

四．愛喝飲料、愛吃甜食，深深上癮而不可自拔，可以選擇「肺點」（肺點是一個C型），肺點是迷走神經分布在耳朵的區域，可以抑制上癮的感覺。

五．因為心理因素，焦慮、壓力、挫折感只有吃東西可緩解，常見這一類的人暴飲暴食，不只會變胖，也可能會破壞身體的其他器官，這時候可以選擇「神門」來治療，有安定心神與處理情緒問題的效果，是很常應用到的穴位。

六．若想要瘦特定區域，例如說臀部、腹部，可選擇耳朵上相應的「臀區」、「腹區」，並且搭配上述的主要穴位來雙管齊下加強，會有更顯著的功效。

第七章

耳鳴耳聾，有益耳朵要多吃什麼？

在中醫理論中，腎開竅於耳，也就是說「腎」臟的好壞與耳朵的功能密不可分。我們常常可以觀察到，老年人多有重聽、耳鳴的問題，是因為老年人的腎常較虛弱。腎臟就像身體存的根本，會隨年紀漸長而逐漸變少，所以腎功能不好，會影響聽力；另外腎藏精，主骨生髓通於腦，簡單的說大腦的能量來源是來自於「腎精」，如果平常工作、學習太過耗腦力，又加上沒有適當休息，也是會傷到「腎」，這也是我們常看到壓力大的人，容易有耳鳴的毛病，嚴重的甚至會突然聽不見。綜合以上，容易有耳鳴耳聾問題的，通常是壓力太大者，或者老年人，在治療上要從「腎」來著手，除了透過中醫師的中藥幫助之外，平時在家也能攝取一些補腎、益聽力的食材，也能用這些食材做出一道道美味的佳餚。

熟地

功效　**補腎陰、填精益髓、養血**

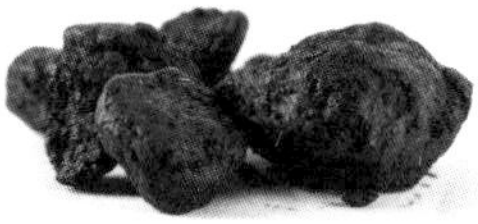

・使用時機：

如果是腎陰虛體質，常會出現例如腰痠軟，睡覺時出汗、易口乾舌燥、耳鳴耳聾，臉部潮紅等症狀，此在女性更年期常見，或是長期熬夜、勞累的人。

・注意事項：

兼有貧血、常頭暈、臉色蒼白可以加上當歸來補血，可以燉「熟地當歸雞湯」，雞肉建議選用營養價值高的「烏骨雞」，能更達滋補的效果。

羊肉

功效 **補腎壯陽、助元陽**

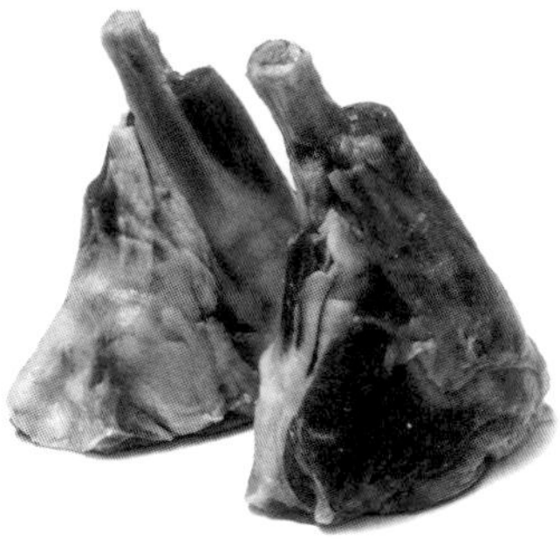

・使用時機：

腎陽虛造成的腰痠、怕冷、手腳冰冷、遺精早洩，兼有耳鳴、耳聾時可以使用，中醫有個有名的方劑為「當歸生薑羊肉湯」，很適合冬令進補用來驅寒、補腎，亦不失美味。

・注意事項：

因羊肉性質較熱，若本身有發炎性疾病，或是火氣大、大便乾、口乾舌燥的人不能攝取太多羊肉，或者羊肉要搭配較涼性的食物，如白蘿蔔，一起煮再食用。

海參

功效　**補腎益精、滋陰養血**

·使用時機：

海參是常見的食材，不僅味道鮮美，肉質軟嫩，富含膠質與蛋白質，可以抗衰老，另外在陰虛（口乾、唇乾、整體較乾燥的體質）、血虛血少時也可以使用。

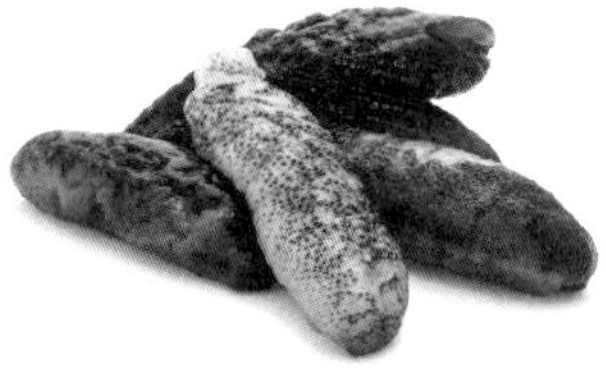

黑芝麻

功效 潤腸、補肝益腎、養髮

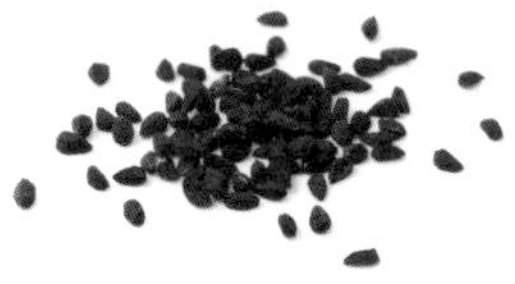

・使用時機：

平常太勞累、用腦過度造成的視力模糊、耳鳴耳聾、頭髮早白宜食用。因為果仁類多有潤腸的效果，所以兼有便秘的患者也能攝取。黑芝麻料理隨處可見，市面上有許多芝麻粉，可以直接泡成芝麻糊食用，也可以做「黑芝麻粥」。先將黑芝麻炒香，再與米一起煮成粥，依個人喜好也能加入枸杞、紅棗等一起燉煮增加風味。

・注意事項：

黑芝麻為溫性，若本身體質屬於易嘴破、口乾舌燥、手心熱的人不能過度攝取。

黑豆

功效 滋陰補腎、活血明目

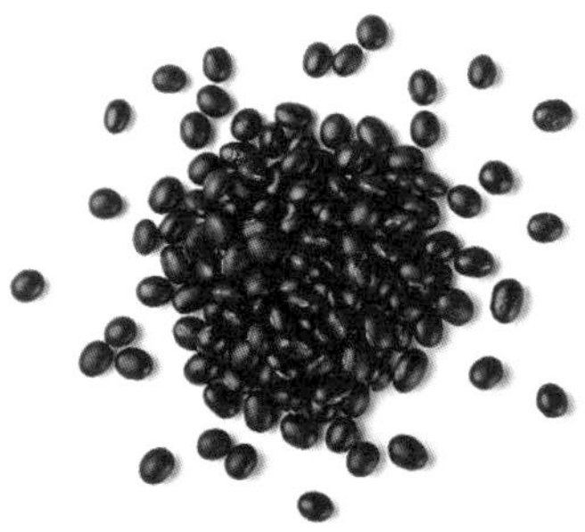

・使用時機：

腎氣虧虛的時候，會有頭暈耳鳴、腰痠、頭髮早白等「早衰」症狀，這時就可以攝取黑豆。另外黑豆也可以潤腎燥，因為「腎」是一身的根本，全身的陰液來源即是腎，腎陰虧虛常見口乾舌燥、盜汗等症狀，吃黑豆可以幫助這些症狀。

・注意事項：

黑豆較不易消化，生的時候尤其難，建議吃黑豆時要煮熟再吃，用黑豆直接加水煮，煮至汁液變的黏稠、豆子微爛就可以關火食用。

鵪鶉蛋

功效 補五臟、益氣血、健腦補腦

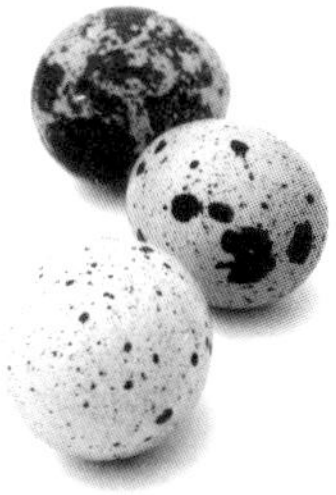

・使用時機：

工作壓力大而出現神經衰弱、記憶力衰退、失眠、耳鳴等症狀，是身體出現警訊，可能暗示腦部的氣血與營養因為大量耗損而出現不足的情況，此時可以攝取鵪鶉蛋來補益氣血，讓氣血可以上到腦部補腦。此外，女性若有因氣血不足造成的臉色萎黃暗沉、皮膚乾燥，也可以吃鵪鶉蛋來滋補。

・注意事項：

鵪鶉蛋營養價值很高，攝取時不宜過量，一日五顆為度。鵪鶉蛋也能做蒸蛋，可以加入黑芝麻增添風味，如此便很適合老人家保養食用。

山藥

功效　**滋補全身、健脾、潤肺、補腎固精使人耳聰目明**

・使用時機：

常感覺到疲勞的人，可能是壓力太大或太過勞累造成，除了必須適當休息，也要進補。山藥不僅價格不貴，又可補腎填精，也可健脾益力氣，久服可以使人記憶力提高，也可以改善虛性耳鳴症狀。

・注意事項：

市面上有分日本、台灣山藥。一般來說日本山藥較適合生食，可以打成泥來食用，亦可鋪在丼飯上，美味又美觀。台灣山藥適合熟食，家喻戶曉的山藥排骨湯是一道經濟實惠又好吃的藥膳。另外因為山藥較滋補，也有收斂的功效（可治腹瀉），所以身體上如果正在發炎、感冒急性期，建議先不吃，否則可能會讓病原或代謝廢物排不出去。

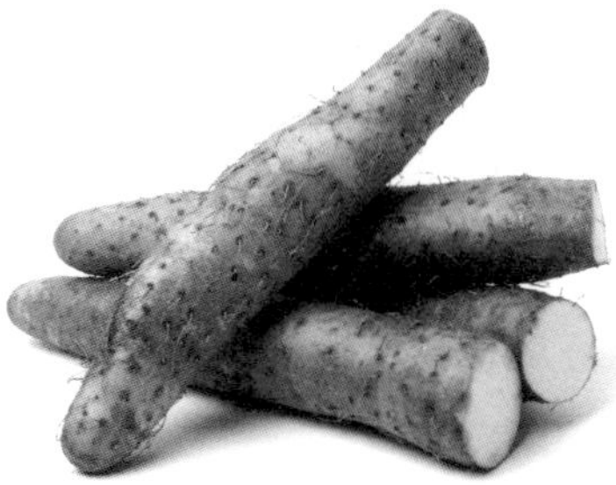

第八章

重要叮嚀

除了按摩耳朵養生外，平常一定要充足睡眠，不可熬夜，不要過度勞累，保持營養均衡，適度休息，才可避免耳病的發生。

若日常生活當中，遇到親人、朋友或是自己，突然耳朵疼痛，聽力減退，耳朵鳴叫，無論在何時何地，一定要盡速就醫，詳細檢查，找出發病的原因，按照常規治療。因為像耳朵發炎，耳朵感染，突發性耳聾等疾病，都有其黃金治療期。千萬別諱疾忌醫，拖延病情，以免造成不可挽回的局面，實在是所有醫生所不願意看到的情況。

願所有看此書之人，都能耳聰目明，養生防病，長長久久。

作　　者　吳宏乾
責任編輯　梁淑玲
封面設計　耶麗米工作室
內頁設計　葛雲

社　　長　郭重興
發 行 人　曾大福
出 版 者　幸福文化 / 遠足文化事業股份有限公司
發　　行　遠足文化事業股份有限公司
地　　址　231 新北市新店區民權路 108-2 號 9 樓
電　　話　（02）2218-1417
傳　　真　（02）2218-8057
郵撥帳號　19504465
戶　　名　遠足文化事業股份有限公司
印　　刷　通南彩色印刷有限公司
電　　話　（02）2221-3532
法律顧問　華洋國際專利商標事務所　蘇文生律師
初版四刷　2023 年 3 月
定　　價　300 元

揉耳養生治病

平時養生還可解決

眼病、肥胖、失眠、痛經、坐骨神經痛，

世界衛生組織標準穴位治療

30分鐘就學會

多位百歲人瑞與中醫的養生法

國家圖書館出版品預行編目 (CIP) 資料

揉耳養生治病：平時養生還可解決眼病、肥胖、失眠、痛經、坐骨神經痛，世界衛生組織標準穴位治療、30 分鐘就學會、多位百歲人瑞與中醫的養生法 / 吳宏乾著；

-- 初版 . -- 新北市 : 幸福文化出版 : 遠足文化發行 , 2017.10

面 ; 公分 . -- (健康區 Healthy Living ; 4)

ISBN 978-986-95238-5-1 (平裝)

1. 穴位療法 2. 耳

413.915　　106016398

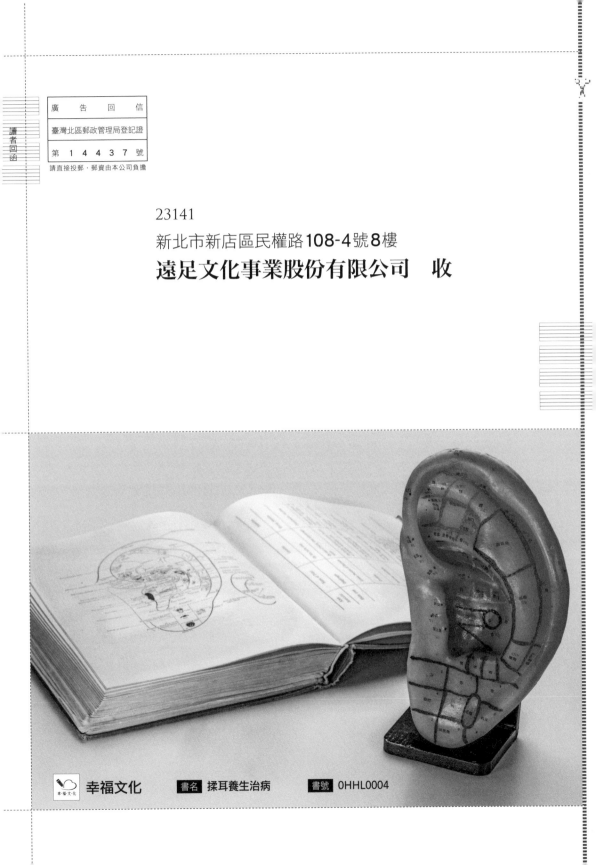

讀者回函

廣　告　回　信
臺灣北區郵政管理局登記證
第 1 4 4 3 7 號

請直接投郵，郵資由本公司負擔

23141

新北市新店區民權路108-4號8樓

遠足文化事業股份有限公司　收

幸福文化　書名 揉耳養生治病　書號 0HHL0004

讀者回函卡

感謝您購買本公司出版的書籍，您的建議就是幸福文化前進的原動力。請撥冗填寫此卡，我們將不定期提供您最新的出版訊息與優惠活動。您的支持與鼓勵，將使我們更加努力製作出更好的作品。

讀者資料

●姓名：＿＿＿＿＿＿ ●性別：□男　□女 ●出生年月日：民國＿＿年＿＿月＿＿日

●E-mail：＿＿＿＿＿＿＿＿＿＿＿＿＿＿＿＿

●地址：□□□□□＿＿＿＿＿＿＿＿＿＿＿＿＿＿＿＿

●電話：＿＿＿＿＿＿ 手機：＿＿＿＿＿＿ 傳真：＿＿＿＿＿＿

●職業：□學生□生產、製造□金融、商業□傳播、廣告□軍人、公務□教育、文化□旅遊、運輸□醫療、保健□仲介、服務□自由、家管□其他

購書資料

1. 您如何購買本書？□一般書店（　　縣市　　　書店）
□網路書店（　　　　書店）□量販店　□郵購　□其他
2. 您從何處知道本書？□一般書店　□網路書店（　　　　書店）　□量販店
□報紙　□廣播　□電視　□朋友推薦　□其他
3. 您通常以何種方式購書（可複選）？□逛書店　□逛量販店　□網路　□郵購
□信用卡傳真　□其他
4. 您購買本書的原因？□喜歡作者　□對內容感興趣　□工作需要　□其他
5. 您對本書的評價：（請填代號 1.非常滿意 2.滿意 3.尚可 4.待改進）
□定價　□內容　□版面編排　□印刷　□整體評價
6. 您的閱讀習慣：□生活風格　□休閒旅遊　□健康醫療　□美容造型　□兩性
□文史哲　□藝術　□百科　□圖鑑　□其他
7.您對本書或本公司的建議：